LES BAINS DE CHATENOIS

EXTRAIT DE *l'Industriel alsacien.*

LES BAINS

DE

CHATENOIS

Etude historique et scientifique

PAR

G. REISSER

DOCTEUR EN MÉDECINE

MAI 1875

MULHOUSE
IMPRIMERIE VEUVE BADER ET Cie

1875

AVANT-PROPOS

Les voyageurs qui, l'an passé, se sont rendus de Schlestadt à Sainte-Marie-aux-Mines, ont dû voir, à 200 mètres environ de la gare de Châtenois, s'élever un hôtel monumental, à façade agrémentée d'innombrables balcons, et surmonté de vastes terrasses.

Un homme que toute l'Alsace connaît, M. Petitdemange, le créateur de l'admirable station d'été des Trois-Epis, a transporté ses pénates par là, et, sur l'emplacement où croupissaient jadis de maigres petits cabinets de bains, a fait surgir, comme par une baguette magique, un des établissements balnéaires les plus complets et les plus riches de l'Europe.

Il ne sera peut-être pas sans intérêt d'apprendre pourquoi ce lieu fut choisi entre tous pour toutes ces dépenses, et sur quoi se fondent les espérances de l'entreprenant propriétaire.

Les eaux ont-elles tant de vertus que toute crainte d'insuccès doive nécessairement disparaître ? Ces vertus ont-elles reçu la consécration de l'expérience et de la science ? Comment et quand ces eaux furent-elles connues du public et du monde savant ? Comment encore se dispenseront-elles à l'avenir ? Autant de questions auxquelles répondra ce travail ; autant d'inconnues pour nombre de personnes, que nous découvrirons ensemble dans cette courte étude. Réussirons-nous ? A nos lecteurs le dernier mot.

LES BAINS DE CHATENOIS

I.

Châtenois, vieux bourg de 4,000 habitants, célèbre dans nos fastes du moyen-âge, est fièrement campé sur le versant ensoleillé du Hahnenberg. Les vignes lui font une ceinture de leurs pampres verts, des arbres fruitiers de toutes espèces fleurissent à ses pieds, des bois touffus, pleins de ruines historiques, ombragent sa tête. Rien n'est plus opulent dans notre opulente Alsace; rien n'est plus pittoresque.

Situé à 6 kilomètres de Schlestadt, la voie ferrée et des routes excellentes le relient aux coins les plus riants des Vosges. D'un côté, c'est Kientzheim et son château franc si soigneusement entretenu; d'un autre, c'est le Kœnigsbourg et ses gigantesques donjons; ici c'est le Frankenbourg, le doyen de nos manoirs féodaux; là ce sont les ruines plus récentes d'Ortenberg, du Ramstein, de Bernstein, témoins irrécusables et éternels de hauts faits passés dans cette contrée; puis c'est le Val de Villé. vaste jardin qui, à travers les accidents de terrain les plus imprévus et les plus grandioses à la fois, mène au Ban de la Roche, ce paradis des touristes et des.... amateurs de truites; enfin c'est le Val de Liepvre, autrefois le centre des mines argentifères les plus productives du globe, aujourd'hui le plus grand foyer de fabrication de ces étoffes si fraîches et si coquettes dans lesquelles, à notre grand plaisir, se drapent nos élégantes du jour.

Quel est l'ami de la nature qui n'a gravi ces belles montagnes, parcouru en tous sens ces féeriques vallées? Quel est celui qui n'en a gardé de vivaces souvenirs?

Eh bien! en semant là tant de trésors pour l'habitant, et tant de plaisirs purs pour le touriste, dame Providence n'a pas cru son œuvre achevée. Au vigneron les celliers pleins; au poète les sentiers fleuris, les cîmes hérissées de rocs et de castels légendaires. Rien n'est mieux. Mais tout le monde ne peut pas récolter, ni tout le monde jouir. Qu'importent à ceux que les mille infirmités de notre pauvre humanité rendent impotents, perclus, que leur importent, dis-je, les fruits dorés et les coteaux verdoyants? La pomme des Hespérides pour eux, c'est la santé. Courage, misérables déshérités : voici la fontaine de Jouvence, la source de Châtenois. Plongez-vous dans ce bassin béni, buvez à longs traits de cette onde salutaire, et vous aussi pourrez vous écrier avec le panégyriste des eaux de notre pays : « *Felix, ter felix Patria! Alsatia summis naturæ dotibus dives!* » [1] « Heureuse, trois fois heureuse Patrie! Alsace que la nature a enrichie de ses plus grands dons! »

II.

En visitant avec le lecteur mes bains de prédilection, j'eusse voulu être à même de lui dire, comme on le fait en d'autres endroits mieux partagés sous ce rapport : « Ici furent des thermes romains. *Flavius Catullus testamento ad marmorandum balineum legavit Denarium septua-*

[1] *De fontibus medicatis Alsatiæ*, par Guérin, 1766.

ginta quinque... [1], etc. Voyez encore cette immense piscine; c'est là que nos belles du moyen-âge écoutaient, discrètement voilées... par l'eau, les galants propos de leurs chevaliers, ou les tendres verselets des troubadours. » Malheureusement rien n'existe qui puisse nous autoriser à faire remonter l'origine de nos bains au delà du XVIIIe siècle. Les Romains n'ont donc pas passé par là? Des fragments de voies dallées, des colonnes milliaires, le nom même de Châtenois (*castinetum, castenacum,* de *castrum,* camp) prouvent le contraire. Or, tout le monde sait que la nation latine était balnéophile par excellence. Si donc notre source leur était inconnue, c'est qu'apparemment elle n'existait pas. Voyons, du reste, ce que nous apprennent les fouilles.

Lors de la construction des nouveaux bâtiments, on a mis à jour, à 1^{m},50 sous le sol, un premier mur de 12 mètres de longueur. Ce mur est traversé par un second, à angle droit, dont la longueur n'a pas pu être prise. Leur épaisseur est de 0^{m},60. Faits en moellons granitiques maçonnés avec mortier de chaux hydraulique, ils sont très résistants et paraissent fort anciens. A droite et à gauche du premier mur, et un peu au dessous de son affleurement, étaient posées des dalles de 0^{m},80 de largeur sur 0^{m},15 d'épaisseur, avec un parement taillé. A 0^{m},20 plus élevé que ces substructions, entre le premier mur et l'hôtel actuel, les ouvriers ont rencontré un mur circulaire de 3 mètres environ de diamètre, épais de 0^{m},45, et construit en pierres de sable maçonnées en mortier de chaux blanche. Celui-ci est peu résistant et paraît de travail récent. On a remarqué dans son intérieur quelques pieux en bois.

[1] Inscription trouvée aux bains de Mandeure.

Un peu plus loin, dans une rigole creusée à 6 mètres environ des nouveaux bains, on est tombé, à 1m,50 de profondeur, sur un cours de bois de chêne de 10 mètres de longueur, rencontré par un autre cours semblable se prolongeant à angle droit des deux côtés. Ces pièces de bois d'équarrissage, de 0m,30 sur 0m,20, sont très dures et de couleur noire.

D'autre part, dans les environs de l'établissement, et surtout du côté de la route, les propriétaires, lorsqu'ils défoncent le sol, trouvent souvent des maçonneries souterraines qui semblent indiquer l'existence d'anciennes constructions disparues.

Que faut-il conclure de tout cela ? Que ce sont là les débris d'un antique *laconicum ?* Nullement.

Analysons toutes ces découvertes, et cherchons à y inscrire la date de fondation, et leur usage probable.

Le mur circulaire, avec ses pieux, ne remonte pas à cinquante ans. Ce sont les restes d'une glacière. Quant au barrage en chêne, placé du reste dans un terrain de remblai, il est sans contredit du XVIIIe siècle, époque de la première construction balnéaire historiquement constatée pour ces lieux. Un sou de Louis XV, ramassé au fond des fouilles, semble l'attester. Ce n'était là que l'attirail d'un canal de dérivation amenant l'eau d'un puits dans un autre. *Ex hoc puteo aquæ per varios, ducentorum circiter passuum longitutinem æquantes. canales ad domum quamdam decurrunt, ubi confluentes cisternam efficiunt,* etc.[1] Le latin n'est pas du siècle d'Auguste, convenons-en ; mais il a pour nous le rare mérite de trancher un des points litigieux de notre question.

[1] *De fonte medicato Castenacensi,* par Kürschner, 1760.

Arrivons maintenant aux substructions à chaux hydraulique. Faut-il reconnaître là, ainsi que dans toutes les ruines analogues déterrées dans le voisinage par les vignerons, des vestiges romains ? La position de Châtenois, à cheval sur les voies de Ribeauvillé à Dambach, et de Schlestadt à Sainte-Marie, voies qui, d'après toutes les recherches, ont existé déjà alors, et le nom de Castinetum, avec l'étymologie que nous en avons donnée plus haut, mettent hors de doute que nous sommes près d'un *castrum*, quoique nous n'ayons trouvé ni médaille, ni tuiles légionnaires. Mais pourquoi ne pas placer ce *castrum* dans l'enceinte de ce qui fut le château de Châtenois au moyen-âge ? En effet, autour de l'église actuelle, dans les vieux murs encore debout, il est impossible à l'œil le moins exercé de ne pas voir l'œuvre des temps les plus reculés. La position, d'ailleurs, était parfaitement choisie. Adossée contre le bois, sur une certaine élévation, la sentinelle romaine dominait du regard la plaine au loin, et les deux routes à ses pieds. Faisons donc un pas de plus dans les siècles, et voyons si nous ne sommes pas plutôt sur les fondations de constructions du moyen-âge.

Toutes les personnes initiées à l'histoire de l'Alsace, vous diront que Châtenois était, dès le XIIIe siècle, fief du chapitre de Strasbourg. L'évêque y possédait une cour colongère et un palais, où se tenaient trois plaids par an. L'endroit qui recèle les ruines susdites s'appelle le Domhof. Qu'y a-t-il alors de présomptueux que nous mettions ce palais, ou du moins les bâtiments de la cour colongère aux lieu et place de nos bains mêmes? Le nom de Domhof nous y autorise pleinement.

Reste pour l'heure à voir si le noble chapitre de la

cathédrale, qui se transportait quelquefois en villégiature au soleil du Hahnenberg, demandait déjà aux sources de Châtenois d'assouplir leurs membres engourdis par les longues prières sous la nef humide. Ici le résultat de nos recherches sera encore négatif.

Les Romains ignoraient nos eaux; le moyen-âge devait nécessairement les ignorer aussi. Car on sait que celui-ci, en fait de balnéothérapie, n'a jamais connu que ce qui avait été laissé par ceux-là. Je fais abstraction, bien entendu, de la mesquine *Badstube* qui est mentionnée dans quelques vieux rotules, et que possédaient bon nombre de nos anciennes communautés rurales. « La baignoire, en bois, était prêtée aux femmes en couche, et aux malades qui en avaient besoin. »[1] Entre ces installations primitives et les institutions luxueuses dont les Romains avaient doté notre pays, il y a la différence du clair-obscur du crépuscule à la lumière vive d'un rayon du soleil de midi. Réoccuper tout simplement les piscines abandonnées par leurs prédécesseurs, voilà en thèse générale l'habitude des baigneurs du moyen-âge. Témoin Bade en Suisse, Badenweiler et *tutti quanti*. Encore qu'y cherchait-on le plus souvent? Le plaisir et.... la fécondité. La source de Châtenois, hélas! aujourd'hui même n'a pas cette dernière vertu. Il est vrai que le malin chancelier Poggio, qui suivit Jean XXII au concile de Constance, disait déjà en 1417, que si cette réputation fut conquise par Baden et autres lieux, ce n'était sans doute pas à leurs eaux seules qu'ils durent toute leur gloire. Le lecteur ne sera peut-être pas fâché de connaître l'ordre du jour d'un de ces établissements.

De 6 heures du matin à 8 heures, bain dans la grande

[1] Rotule de Marlenheim, cité par Grimm.

piscine, *coram populo*, avec cette restriction cependant, que pour éviter les querelles, les nobles seigneurs devaient se présenter sans armes. A 8 heures, déjeuner dans l'eau, servi sur des tables flottantes. A 11 heures, dîner suivi de jeux et de promenade. A 7 heures, souper, puis concert, bal, etc.

La rage de ces divertissements était si grande, que les dames de Francfort et de Zurich stipulaient dans leur contrat de mariage le droit d'aller aux eaux tous les ans. D'où ce dicton cavalier, mais juste :

Der Mann schafft Tag und Nacht
Und badet sich im Schweiss —
Die Frau verzehret ach !
Im Bade all' mit Fleiss.

Rien ne pouvait troubler ces prétendues cures. Ainsi nous voyons un évêque de Strasbourg, en 1484, aller même jusqu'à mettre les débiteurs à l'abri de toute poursuite judiciaire pendant leur voyage et leur séjour aux bains de Soultz.[1]

Plaisir et fécondité d'une part, protection contre l'huissier et ses recors d'autre part ! Il est évident que nos riches et saints hommes du chapitre n'avaient nul besoin de cette dernière franchise, et ne devaient avoir nulle envie du reste. A moins qu'ils n'aient été les parrains de ces fameuses nonnes de Tœss (Suisse), qui s'achetaient à deniers comptants des bulles papales leur permettant d'endosser l'habit civil pour fréquenter les villes d'eaux.

Non ! reconnaissons-leur des mœurs plus austères, et admettons plutôt que Châtenois n'était pour eux qu'un fief rapportant bons écus et bon vin. Ce qui nous con-

[1] Fonds de l'évêché G, 1566, cités par l'abbé Hanauer.

firme dans notre hypothèse, c'est le silence absolu de tous nos vieux chroniqueurs. Ni Schœpflin, ni Herzog ne soufflent mot de nos bains.

Un curieux manuscrit du XVe siècle que j'ai eu entre les mains, et qui ne semble être que l'amplification d'un rotule colonger, traite de tout dans notre commune, excepté des eaux.

Rœsslin qui, en 1595, a composé un ouvrage spécial sur les eaux d'Alsace, ne parle pas de Châtenois. Enfin un professeur du ci-devant collége des jésuites de Schlestadt, écrivit, en vers plus que médiocres, il est vrai :

.... Castenacum, cum cortice querno,
Hattenmontanum Campano æquabile vinum.

Et plus loin :

Dambaci balnea cunctis
Expotata ægris....

Ainsi des bains à Dambach et rien de pareil à Châtenois Or, le collége des jésuites fut fermé en 1764, lors de l'édit de dissolution prononcé contre leur société en France, après avoir été ouvert depuis 1616 seulement. Nous ne pouvons placer ces vers que dans cette période même, de 1616 à 1760, période qui va depuis l'arrivée des jésuites à Schlestadt jusqu'à la quatrième année précédant leur départ. Je m'arrête à cette quatrième année au moins, parce qu'il est à présumer que, pressentant leur expulsion, les bons Pères avaient oublié depuis longtemps de chanter en s'accompagnant sur le théorbe.

En 1760 seulement jaillit la lumière. *Nox erat.* Nous verrons dans la suite par qui et comment Châtenois fut tiré de l'ombre.

III.

C'était donc sous le règne de ce bien-aimé Louis XV, qui adorait tant ses sujets, et tant de ses sujettes. La maison de cure de Châtenois réunissait bonne et gaie compagnie. L'un des convives vint à parler des sources minérales d'Alsace. Mon Dieu! que ne dit-on entre la poire et le fromage? On les compta — point les fromages ni les poires, certes, mais les sources — et la société ne fut pas médiocrement surprise d'apprendre qu'il venait d'en trouver une nouvelle.

« Nobles seigneurs! — c'est ainsi qu'on s'exprimait en ces temps-là. — Nobles seigneurs! cette huitième merveille du monde existe chez nous. Au Domhof, dans un pré qui appartient à notre gracieux amphytrion, il y a un trou rempli d'eau, une source, un puits. Autour de ce puits, de cette source, de ce trou, il y a des roseaux, de l'herbe haute, en telle quantité que vos yeux n'ont jamais vu que cela. Interrogez le pâtre, oui, le pâtre : sans vous offenser, il est plus fort que vous. De longue date ses ouailles connaissent le chemin de ce marécage. Leur passion pour cette eau est si grande, que dans la presse, dans la hâte d'en boire, quelques-unes s'y sont noyées, *ut sæpissime pecora in ullum illapsa sint, et perierint.*[1]

« Monsieur le recteur, je prends à témoin votre neveu et notre ami à tous, Dominus Kürschnerus, le futur *medecinæ doctor experimentissimus,* qui, dans ses congés, explore avec moi le pays et les alentours. Que nous

[1] KÜRSCHNER, *loc. cit.*, p. 8.

a-t-on enseigné? Ce que je viens de vous narrer. Qu'avons-nous constaté par nous-mêmes? 1° Des roseaux recouverts d'une efflorescence blanche; 2° le goût salé de cette efflorescence, et de l'eau qui l'engendre. Vite, qu'on fasse examiner tout cela, et foin de moi et de mon ami, si nous n'avons pas là une eau minérale! »

Séance tenante, on fit prendre une certaine quantité du liquide, *plures libras*, qui, le même soir, fut expédiée au docteur Sainctlus, *illustris collegii Tredecemviralis Civitatis Argentorensis Assessori splendidissimo, ejusdem civitatis quondam Archiatro dignissimo.* [1] Ouf! quel titre magnifique, mirifique, abracadabrant! Comme nous autres médecins du XIXe siècle serions fiers d'être traités ainsi!

L'heureux Wallon de la motion avait nom *Weinemer*, était ex-avocat de Colmar, célèbre alors par son éloquence et par son érudition, et pour le moment même, bailli, *Satrapa*, de Châtenois. L'analyse de l'eau fut faite tant bien que mal, sommairement en tous les cas, et la réponse fut : « C'est une eau minérale. »

Je doute fort qu'un entrepreneur d'aujourd'hui se contente d'une phrase aussi banale, pour lancer seulement l'ombre de ses capitaux. Mais autres temps, autres mœurs.

Un sieur Dupuy prit la balle au bond, se rendit propriétaire de la source, et construisit à ses frais, *suis impensis*..... que sais-je? une espèce de kiosque. Avait-il confiance et foi dans la sentence olympienne du docteur Sainctlus? Croyait-il plutôt au flair des bestiaux du pâtre? Vrai, malgré tout le respect que je dois à mon confrère de jadis, je n'oserais adjuger la pomme. N'a-t-on pas vu, en effet, les vaches découvrir la source de Soultz-

[1] KÜRSCHNER, *loco cit.*, p. 9.

bach; les ânes — sans doute ceux de Westhalten — trouver celle de Soultzmatt, etc.? Ce que je dis là n'est pas flatteur pour l'homme, je le confesse; mais que voulez-vous? nous n'avons pas l'instinct.

Quoi qu'il en soit, le puits fut curé, et garni intérieurement de planches, pour arrêter les éboulements de terrain; sur le pourtour on éleva une balustrade en bois, pour empêcher les accidents; au dessus surgit une maisonnette à deux étages, dont l'inférieur formait galerie s'ouvrant sur la source, et le supérieur était destiné aux divertissements, *recreando animo destinatum.*

Et les baignoires? Ma foi! l'on n'en dit rien.

Tels étaient les bains de Châtenois, en l'an de grâce 1760, lorsque Kürschner présentait devant la Faculté de Strasbourg sa mémorable thèse : *De fonte medicato Castenacensi, vom Kestenholtzer-Bad.*

« L'analyse de nos eaux, dit-il, n'a pas été faite publiquement, jusqu'à présent; c'est pourquoi j'ai pensé bien agir en offrant au monde savant mes recherches sur ce trésor, quelque minimes qu'elles soient. »

IV.

« L'eau qui se trouve dans le réservoir — c'est encore Kürschner que nous traduisons — est tiède. Il m'a été impossible d'en fixer exactement la température, mon thermomètre s'étant brisé avant l'expérience. Cependant, vu cette propriété, sensible à la main, et vu aussi les vapeurs qui flottent en tout temps au dessus du puits, je n'hésite pas à la ranger parmi les eaux thermales. Tout élève en médecine sait qu'on entend par eaux thermales celles dont le degré de chaleur naturelle dépasse les 54° Fahrenheit indiqués par l'Observatoire de Paris. Partant de là, si l'un ou l'autre voulait classer notre eau parmi les eaux froides, je ne le contredirai pas, puisque, pour y prendre des bains, il faut préalablement la chauffer. »

Quel brave jeune homme que ce Kürschner! Vous paraissez chaud, donc vous n'êtes pas froid; vous semblez froid, donc vous n'êtes pas chaud, selon votre goût ou votre bon plaisir. Si ce n'est pas là de la tolérance, grand Dieu! où la trouverons-nous?

54° Fahrenheit = 30° centigrades. Si nous avions ce chiffre, la surcaléfaction des bains deviendrait inutile. Hélas! ce bonheur ne nous est pas échu, à nous, pas plus qu'à Kürschner, de son propre aveu même. Les derniers essais ne donnent que 18° C. C'est déjà beau, en comparaison d'Enghien, par exemple, qui n'a que 15°, Niederbronn 17°, Spa 10°, et autres. A 18°, l'eau ne dégage pas de vapeurs, si ce n'est en hiver, personne ne l'ignore. Si donc le phénomène relaté par Kürschner se produisait de son temps en toute saison, il faut qu'il soit intervenu, de 1760 à 1875, une perturbation notable, une vraie révolution dans la nature ou dans l'afflux de notre source. Aurait-on peut-être capté une nouvelle veine d'eau, plus froide que celle du puits, d'où l'abaissement de la température du total? Au dire du paysan qui, alors, cura le réservoir, les filets qui alimentaient celui-ci étaient au nombre de trois, *jugis tribus*.[1] En 1843, selon Dorlan, le puits en englobait quatre, et non plus trois. Cette quatrième source ne serait-elle pas la vraie coupable? N'est-ce pas à elle que nous devons de ne plus

[1] Kürschner, *loco cit.*, p. 6.

voir ces poétiques vapeurs flottant dans les airs? Un nouveau captage, qui sera opéré ce printemps encore, nous donnera le mot de l'énigme. En attendant, soyons modestes, et confessons avec notre auteur que l'eau de Châtenois était chaude et ne l'était pas, *ad libitum*. Personne du moins ne taxera notre appréciation de parti-pris.

Ces réflexions faites par acquit de conscience, rendons la parole à Kürschner.

« L'eau semble trouble dans le bassin, et paraît dégager une odeur légèrement soufrée. Puisée cependant, elle est très claire à l'œil, et totalement neutre à l'odorat. Bue, elle affecte la langue d'un goût salé qui n'est pas désagréable. Nous possédons donc une eau acidulée, dont les effets internes peuvent être excellents. Des observateurs ont prétendu voir le fond du puits recouvert d'une boue jaunâtre, et c'est peut-être à cela qu'il faut attribuer le défaut de transparence apparent de l'eau. »

Encore une naïveté, mon cher docteur. Si les eaux sont troubles, c'est que ni vous, ni les autres, n'en avez vu le fond; si vous avez vu le sol, c'est qu'elles ne sont, ni ne paraissent troubles. Un dilemme, rien qu'un dilemme : sortez-en, si vous pouvez.

« Elle doit contenir du sel, de la terre et du bitume. Pour ce qui est du soufre, l'odeur perçue ne prouve rien : car si ce corps y existait réellement, elle sentirait les œufs pourris, ainsi que cela se passe à Enghien, ainsi que cela se démontre encore par les expériences chimiques. Pour moi, il n'y a ni or, ni soufre, ni ces autres corps que l'imagination des hommes y voudrait chercher. »

A la bonne heure! un peu de scepticisme ne messied

pas au savant. De l'or point. Hélas! il est bien d'autres lieux où ce précieux métal manque totalement. Point de soufre? Oh! je vous l'accorde; mais, prenez-en note, ce n'est pas que votre argumentation m'y contraigne, loin de là. Car je ne vois pas que, l'odeur du soufre vous ayant paru incontestable, il vous faille encore, pour donner à celui-ci droit de cité, qu'il y ait, par surcroît, les émanations nauséabondes des œufs pourris. D'ailleurs, qu'est-ce qui sent? Est-ce le soufre? Assurément non, mais l'acide sulfhydrique. C'est à cet acide que l'eau chargée de sulfures doit son odeur; à lui aussi, à lui seul, revient l'odeur des œufs en putréfaction. Je pourrais, comme vous voyez, vous acculer à un nouveau dilemme. Je vous en fais grâce, et préfère, pour aller de l'avant, accepter avec vous que l'eau de Châtenois n'est pas sulfureuse. Il nous sera facile, plus tard, de vous expliquer à quoi tiennent ces effluves putrides.

Maintenant voici le bitume. Six mois se sont écoulés depuis que je me creuse le cerveau pour savoir d'où celui-là peut bien venir. On a trouvé, me suis-je dit, des gisements houillers sur les flancs du Königsbourg, et dans le val de Villé. N'aurions-nous pas des infiltrations souterraines pouvant s'étendre depuis ces couches jusque chez nous, infiltrations qui nous amèneraient les éléments les plus légers, les parties grasses, huileuses? Heu! le trajet serait long. Mieux vaudrait admettre de suite, avec vous, qu'elles viennent, de par le sol, directement de l'Océan, *è mari venire, contenta certissimè evincunt : aqua enim marina semper bitumen continet.* La filiation que vous donnez, mon cher Kürschner, à toutes ces pérégrinations, est ingénieuse, j'en conviens. Vous entassez preuves sur preuves en faveur de..... votre marotte, Pélion sur Ossa ; mais notre condescendance n'ira pas jusqu'à vous suivre. Mettez vos lunettes, et voyez si ce que vous preniez pour du bitume n'était pas tout bonnement ces bulles d'air et d'acide sulfhydrique que nous surprenons encore aujourd'hui à la surface de notre eau, bulles qui amènent avec elles de temps à autre des atomes de carbonate de fer ? Vous diriez des taches de rouille qui naissent, et qui disparaissent deux ou trois secondes après.

« Comme densité, notre eau est à l'eau distillée comme 960 à 940, ou comme 48 à 47. Elle est par conséquent plus lourde de 1/48. »

Accordé cette fois-ci, sans réserve. La densité reste à peu près la même de nos jours. Mais où nous vous combattrons encore, *medice experimentissime,* c'est quand vous voudrez nous prouver que l'eau de Châtenois ne contient pas de fer.

Qu'il n'y ait pas eu ce métal de votre temps, c'est possible. Vous voyez que je suis bon prince, et que je n'ai nul désir de vous chicaner. Je vais même jusqu'à déclarer qu'il ne me répugne pas de croire que la quatrième veine, captée en 1843, soit précisément une source ferrugineuse, puisque les expériences récentes ont constaté la présence du fer, sans réplique, et en assez forte proportion. C'est possible, ai-je dit ; mais le doute est permis. En effet, qu'on verse dans un liquide une décoction de noix de galle, et qu'il ne se développe pas une coloration noire, cela ne prouve qu'une chose, c'est que le réactif est mal choisi pour de faibles solutions. Que diable ! si le beau noir que vous désiriez naissait dans notre source, il serait plus rationnel et plus productif, au lieu d'y boire, d'y établir une fabrique d'encre.

Une autre erreur, c'est que l'eau de Châtenois ne renferme pas d'acide libre. Que faites-vous donc des bulles d'acide sulfhydrique dont nous avons parlé plus haut, et qui répandent cette malencontreuse odeur de soufre qui vous embarrassait tant? Cet acide existe, en minime quantité, je le veux bien, et même ne demande pas mieux qu'il en soit ainsi. Mais enfin il existe. Les recherches modernes ont prouvé qu'il n'était pas inhérent à la minéralisation de notre source : sa présence n'est due qu'à des eaux d'infiltration ayant passé sur des corps organiques en décomposition. Cet épiphénomène tient uniquement au captage défectueux des eaux, et s'évanouira, certes, dès que le puits sera cimenté. Or, celui-ci se trouvant en 1760 dans de plus mauvaises conditions encore qu'en 1875, il est évident que les mêmes causes devaient alors donner jour aux mêmes effets.

Mais passons sur ces légères imperfections du début de Kürschner, et arrivons au cœur même de son œuvre, c'est-à-dire aux conclusions de son analyse.

La méthode qu'il a suivie pour éliminer ou pour fixer les principes minéralisateurs de notre eau, paraîtrait fastidieuse, incohérente même, à nos chimistes d'aujourd'hui; mais à travers ce chaos d'essais et de manipulations, l'auteur est arrivé à des résultats qui, soixante-quinze ans plus tard, n'étaient pas dépassés.

Que trouve-t-il, en effet? Du sel commun, du carbonate de chaux, du sulfate neutre de soude, une terre vitrifiable, du.... bitume, et peut-être du pétrole! La terre vitrifiable n'est-elle pas la silice?

Nous avons fait table rase du bitume. Rien n'est plus facile que d'en faire de même du pétrole. Un résidu, provenant de l'évaporation de l'eau, est jeté sur le feu, se change en charbon, et répand une odeur empyreumatique. Donc, dit l'auteur, c'est du pétrole. Nous dirons, nous, donc c'est un magma de matières organiques, et rien de plus.

Quant aux autres éléments, nous verrons dans la suite que tous les expérimentateurs les ont trouvés. Sauf erreur pour le fer et l'acide sulfhydrique, rien ne pouvait être découvert en plus, dans ces temps-là, le nom même des autres principes de l'eau de Châtenois étant alors inconnu au monde savant. C'est à notre siècle seulement qu'appartiennent les études sur l'iode, le brôme et le fluor, substances qui dominent dans notre eau, et qui, par leur efficacité, relèguent les autres en arrière-plan. Demander à Kürschner des aperçus sur ces corps serait un anachronisme monstrueux; applaudir à ce qu'il a dit sur ce qu'il pouvait connaître, n'est que justice; car en 1760 une analyse chimique devait être un rude labeur, *labor improbus*.

Passons maintenant aux déductions pratiques qu'il a su tirer de ses recherches.

V.

« Les principes de notre eau étant le sel admirable de Glauber, le sel commun, la terre calcaire, la terre vitrifiable, et le pétrole, elle doit être rangée parmi les eaux qui doivent leurs propriétés *surtout à ces éléments.* » [1]

On raconte que jamais
Il ne pouvait se résoudre
A charger ses pistolets,
Quand il n'avait pas de poudre.

[1] KÜRSCHNER, *loco cit.*, p. 21.

Oh! La Palisse, comme vous voyez, n'est pas né d'hier. Je reste à me demander comment l'auteur s'y fût pris pour autrement conclure. « Cependant le pétrole et la terre vitrifiable ne se rencontrant qu'en minime proportion, et d'ailleurs, cette dernière ne se dissolvant pas dans nos humeurs, il n'y a pas lieu de s'arrêter à ces deux corps, car ils ne peuvent avoir aucun effet sur l'organisme humain. »

Halte-là pour un instant! S'il y avait du pétrole, je prouverais à notre ami que la thérapeutique de nos jours en saurait tirer parti. Même de son temps, il faisait les frais de certaines cures. On l'employait, en effet, contre les maux de dents, les engelures, les vers intestinaux (en frictions sur le ventre); et intérieurement comme *tonique* et *antispasmodique,* ce qui, disons-le en passant, ne nous apprend pas grand'chose.[1] Mais il n'y a pas de pétrole dans l'eau de Châtenois; il n'y en a jamais eu.

Quant à la terre vitrifiable, à la silice, Kürschner eût dû se souvenir de deux vérités élémentaires, que certainement ses maîtres lui avaient enseignées: 1° Une substance qui se dissout dans l'eau, est aussi apte à être absorbée par nos muqueuses; 2° en supposant que la nature n'a fait rien pour rien, cette substance a sa raison d'être dans les eaux minérales. Que tous mes lecteurs ne s'inclinent pas devant cette dernière espèce de dogme, soit; je n'éprouve nul désir de les convaincre. Mais je maintiens dans son plein le premier aphorisme. J'irai même plus loin: la silice étant en solution parfaite dans notre eau, et partant assimilable, il est pour moi hors de doute qu'elle a une action quelconque sur tout corps vivant qui l'absorbe. Nos vieux auteurs pensaient comme

[1] GMELIN, *Apparat. medic.*, t. I, p. 153.

moi, quand dans leurs traités de matière médicale ils consacraient de longs chapitres à la *terra silicea*. L'école des Mialhe et autres a cru bien faire en balayant tout cela. Qu'il me soit permis d'être moins systématique. N'étant pas inventeur, je ne veux pas être destructeur. Qui me dira, du reste, où est le droit, où la raison? Ne savons-nous pas tous que dans l'art de guérir, Hippocrate souvent dit oui, et que Galien dit non? Personne, je me plais à le croire, ne me jettera la pierre si, comme historiographe d'une source qui renferme de la silice, je penche vers ceux qui affirment.

« Nous recommandons sans hésiter, écrit Espanet, l'étude de la silice aux auteurs qui ont la prétention de juger les eaux minérales sans avoir égard à la silice et aux silicates que quelques-unes contiennent. On classe les eaux sous des titres plus ou moins acceptés : d'eaux iodées, ferrugineuses, alcalines...., mais on n'a pas créé encore la classe des eaux *silicatées*, bien que plusieurs doivent à la *silice* leurs propriétés. Cela seul suffirait pour attester les graves erreurs des classifications actuelles des eaux, si par une autre erreur plus grave encore, on n'avait pas presque entièrement négligé l'étude des symptômes physiologiques produits par chaque eau minérale en particulier. »[1]

Pour justifier sa théorie, Espanet entreprit une étude approfondie des eaux salviennes, dites de Bondonneau, études qu'il publia en 1859, et qui ouvrit à la question des horizons tout nouveaux.

C'est sous ce ciel-là que nous marcherons un peu, lorsque nous en arriverons aux analyses chimiques les plus récentes de notre eau, et que nous étudierons les vertus

[1] Espanet, *Traité méthodique et pratique de matière médicale*, p. 693.

thérapeutiques de chacun de ses éléments. Libre alors à tous d'en prendre ce qu'ils voudront. En attendant, revenons à nos moutons, c'est-à-dire à notre auteur.

« Châtenois peut être, pour les effets du reste de ses principes, mis sur la même ligne que Niederbronn, Wiesbaden, Rippoldsau, Bourbonne, etc. L'absence d'un esprit quelconque d'éther, expansif ou élastique, qui, prétend-on, donne leur richesse aux principales eaux minérales, ne me semble pas devoir diminuer l'action de notre source, car cet esprit n'est qu'une affaire d'imagination, et les phénomènes qui en révèlent la présence, dépendent tout simplement de l'air. »[1]

Niederbronn, Wiesbaden, Bourbonne, oui qualitativement, mais non quantitativement. Sommes-nous plus favorisés, le sommes-nous moins ? La suite de notre étude nous le dira. Pour ce qui est de Rippoldsau, n'en parlons pas. D'abord, cet esprit expansif, que Kürschner nomme de l'air, n'est autre chose que l'acide carbonique libre, et qui se trouve là en si grande quantité, que l'exploitation minière, au milieu de laquelle jaillit un beau jour la source, dut être arrêtée. Or, c'est en partie à cet acide que Rippoldsau est redevable de ses cures. Ensuite, mon cher docteur, que ferez-vous de son fer, si largement représenté, vous qui n'en reconnaissez pas à Châtenois ?

VI.

Nous n'avons donc, selon Kürschner, qu'une eau alcaline, légèrement salée. Telle qu'elle, sa puissance lui paraît assez marquante sur le corps sain et sur le corps

[1] Kürschner, *loco cit.*, p. 22.

malade, pour lui inspirer un vrai dithyrambe en son honneur.

Nous ferons grâce au lecteur de l'espèce d'exposition de principes qui forme comme le frontispice de ce rare morceau. L'école humorale la plus pure a versé là tous les trésors de ses savantes inepties : défaut de cohésion ou épaississement des fluides, *acrimonie* des humeurs, acrimonie qui vient d'un vice acide ou d'une aigreur alcaline, soit fixe, soit volatile, que sais-je encore ? On dirait un feuillet tombé de la *Pathologie* de l'illustre Gaubius. Eh bien ! ce sont les principes salins de Châtenois qui sont les redresseurs de ces vices, et les régulateurs des fluides en général. Sous leur impulsion, le chyle et le sang redeviennent bons, la circulation libre, les sécrétions et les excrétions normales, et la nutrition parfaite. Bien plus, « comme le corps humain, ainsi que celui des animaux, est enclin à la corruption, notre source lui est d'un grand secours, car le sel empêche, comme chacun sait, la putréfaction. »[1]

Que notre eau produise quelques-uns des effets salutaires ci-dessus relatés, cela ne fait plus de doute pour personne, surtout depuis les travaux du docteur Mistler ; mais qu'elle agisse de la façon que nous venons de voir, oh ! ceci n'est plus admissible, et tout élève le pourrait réfuter. Nous passerons en souriant, et sans nous arrêter, sur notre assimilation aux salaisons. Miséricorde ! Si le darvinisme nous fait descendre du chimpanzé, l'humorisme de Kürschner nous fait marcher de front avec

Cet immonde animal qui se nourrit de glands.

Pauvre humanité !

[1] Kürschner,, *loco cit.*, p. 24.

C'est à moi qu'échappe ce cri décevant. L'auteur, lui, trouve que tout est pour le mieux. « Cependant, *comme de toutes les bonnes choses*, il ne faut pas abuser de notre eau, sous peine de la voir enlever la muqueuse intestinale, et donner naissance à une suite d'autres maux. » Ce conseil nestorien nous mettrait le frisson dans l'âme, si nous ne lisions encore dans Mistler que même prise à *deux kilogrammes* par jour, elle ne fait que déterminer de légères flatuosités, et purger plus ou moins facilement, suivant la prédisposition de chaque individu.[1] Et c'est tout. Aussi, loin de nuire à cette dose, qui pourtant frise de bien près l'abus, elle sera d'une utilité incontestable, en certains cas bien déterminés, comme par exemple dans les constipations symptomatiques de bon nombre de maladies organiques. N'ayons donc aucune peur, et, malgré Kürschner, buvons-en à pleins verres, pour peu que nous tenions à éprouver les cent mille bienfaits qu'elle recèle en son sein. Car elle est « diluante, absorbante, émolliente, tempérante, antispasmodique, anodine, apéritive, altérante, incisive, diaphorétique, diurétique, et même cathartique. »[2] Par Esculape ! on se souhaiterait volontiers toutes les infirmités à la fois, puisqu'un seul et même remède suffit pour les déraciner. Vous avez la fièvre, prenez mon ours; vous souffrez de l'estomac, prenez encore mon ours; vous êtes hydropiques, prenez toujours mon ours. O naïve Revalescière du Barry, tes 300,000 cures feraient pitié à l'antique naïade de Châtenois. Un bon point, deux bons points à l'auteur, et saluons en lui le vrai père de la réclame. De cette réclame du moins qui enlumine la quatrième page des journaux du moment,

[1] MISTLER, *Notice sur les eaux de Châtenois*, p. 8.
[2] KÜRSCHNER, *loco cit.*, p. 24.

réclame insipide, plate, bête comme les niais qui s'y laissent prendre. Ah ! docteur, je vous croyais plus sérieux, et surtout plus logique. Pourquoi ignoriez-vous ce proverbe, trait lumineux de la sagesse des nations : « Qui veut trop prouver, ne prouve rien » ? Cependant, vous sentiez l'inanité de vos démonstrations. Vous cherchiez à vous donner le change à vous-même, lorsque vous vous écriiez : « On s'étonnera peut-être de ce que j'attribue à cette eau des effets si contraires, mais on le comprendra si l'on veut bien remarquer que ces effets sont dus à des causes accidentelles, plutôt qu'aux principes essentiels qu'elle renferme : car il est certain que les circonstances, quelque insignifiantes qu'elles soient, modifient souvent une chose d'une façon étonnante. » Vous comptiez ainsi vous faire pardonner cette montagne de contradictions sur laquelle vous aviez bâti l'omnipotence de votre source. Erreur : nous ne voyons là qu'un certificat de complaisance que, par dessus le marché, vous vous êtes délivré à vous-même. Mais, il faut l'avouer, vous le trouvez à votre guise. Car, pareil au coursier fatigué qui rebondit sous la morsure d'un nouveau coup d'éperon, vous repartez à fond de train, et parcourez à bride abattue..... la même piste.

« Utile dans les obstructions de tous genres, notre eau guérit encore les catarrhes, l'hypocondrie, l'hystérie, les douleurs articulaires, les rhumatismes, la leucorrhée, les maladies de la peau, les fièvres, même les plus aiguës, les affections qui demandent une excrétion plus naturelle, celles qui proviennent d'une mauvaise digestion, la dysurie, les spasmes, peut-être même le charbon.... Mais son action la plus énergique se manifeste dans la gale, dans le rhumatisme et dans la goutte. J'ai connu des personnes torturées par ces dernières maladies, et qui ont récupéré par notre source la santé la plus florissante. »

Dans les affections arthritiques, surtout dans la goutte, l'auteur a vu, ce qu'on appelle vu, vu de ses propres yeux. Et disons-le sans détour, ses yeux ne l'ont pas trompé. Pourquoi, hélas ! a-t-il voulu, dans les autres cas, être plus sage que saint Thomas ? L'intuition, ou le hasard, l'ont mené juste très souvent ; mais il faut à notre siècle positif des faits, et par surcroît, la démonstration de ces faits. Or, les premiers manquent presque totalement, et la seconde est absurde. Voilà, d'ailleurs, où généralement aboutissent tous ceux qu'égare l'esprit d'école.

« Si je voulais spécifier chaque forme des maladies que Châtenois peut guérir, dit enfin l'auteur en finissant ; si j'indiquais la manière d'user de notre eau dans chaque cas particulier, et son mode d'action dans ce cas, j'offrirais au lecteur bienveillant un travail suant l'ennui, *rem nauseam.* » Eh ! non, mille fois non ! c'est précisément ce que nous attendions : un peu moins d'enthousiasme et de dévergondage, et beaucoup plus d'analyse et de logique.

L'ennui naquit un jour de l'uniformité.

Mon Dieu ! qu'y a-t-il, en somme, de plus uniforme que des considérations vagues, des lieux communs, sur une chose arrivée ? Et quelle plus grande variété, quel plus grand charme eussions-nous trouvé dans l'explication des causes qui ont amené ce résultat, et dans l'exposé des us et moyens !

Les chercheurs modernes passeront au creuset de la science le grossier filon que nous venons de découvrir ensemble. Les métaux précieux — certes en quantité respectable — seront détachés et purifiés par le feu de la saine critique; mais les scories seront impitoyablement jetées dans la fosse de l'oubli.

VII.

La publication de Kürschner, malgré ses imperfections, eut un certain retentissement. De l'Alsace et de l'Allemagne, des baigneurs affluèrent en foule, attirés par les monts et merveilles qu'on leur promettait. Le propriétaire dut agrandir son établissement, mais en même temps aussi, modifier complètement la manière d'administrer l'agent salutaire.

Ce n'est qu'incidemment que le premier auteur, le parrain, pour ainsi dire, de notre source, avait parlé de l'usage externe des eaux. Néanmoins, soit par habitude de ce qu'ils avaient rencontré ailleurs, soit par répugnance pour notre liquide, si peu attrayant alors, les hôtes semblèrent, dès le début, se donner le mot pour ne plus réclamer que des bains. Bon gré, plutôt que mal gré, le sieur Dupuy suivit le courant de l'opinion, et fit installer baignoire sur baignoire. Les effets furent parfois d'un inattendu, d'une promptitude qui tenaient du miracle. Naturellement, personne n'eut jamais l'idée de compter les insuccès, et de la sorte, l'usage interne des eaux de Châtenois tomba rapidement en désuétude.

Dupuy, cela est certain, ne se plaignit pas de cette innovation; car, par le nouveau mode d'emploi, l'eau, d'une part, n'avait pas besoin d'être épurée par des essais de captage toujours très dispendieux, et, d'autre part, les bains rapportaient cent fois plus gros que ne pouvait le faire une simple buvette. Inutile d'ajouter que la méthode adoptée ne nécessitait pas absolument une surveillance spéciale d'un homme de l'art, et vous savez que les médecins des villes d'eaux n'ont pas la coutume de travailler pour le roi..... du Cambodje.

Plus de recettes d'un côté, moins de dépenses de l'autre, voilà sans doute l'unique considération qui décida le propriétaire à sacrifier sur l'autel des exigences du public. Il s'y prit d'un pas si leste, que Zuckert, en 1768 déjà, donc huit ans après Kürschner, et Guérin, en 1769, ne s'occupent plus que des lotions et des bains. « *Usus internus vix ullus,* » dit Guérin : « L'usage interne de notre eau est presque nul. » Et Zuckert : « *Aus dem Brunnen lauft das Wasser in eine Cisterne, woraus wieder durch eine Pumpe in den Kessel zum Sieden gehoben, und aus solchem endlich in die Badestuben geleitet wird.* »[1] Ainsi de l'eau en boisson, pas une traîtresse syllabe.

Un homme moins spéculateur que Dupuy se fût bien gardé de supprimer si prestement ce qui avait fait la gloire de la source. Mais que voulez-vous? Quand le mercantilisme plante ses doigts crochus dans une découverte, n'en attendez plus qu'une chose : la production sonore, le rendement métallique pour l'habile exploiteur. Qu'importe la santé? qu'importe l'humanité? L'or n'a pas d'entrailles.

Cependant, remarquez-le bien, je n'en veux pas trop au madré compère. N'est pas philanthrope qui veut. Mais ce qui froisse tous mes sentiments, ce qui me dépasse, c'est que les médecins sus-nommés en aient pris si facilement leur parti. Hélas! encore hélas!

[1] Zuckert's *Systematische Beschreibung aller Gesund-Brunnen und Bäder Deutschlands*. Leipzig, 1768; p. 206.

Espérons que l'avenir, éclairé par les savantes expériences des Willemin et des Lersch, saura faire revivre les anciens droits, et que le gai bocal remplacera derechef, en bien des cas, ou du moins accompagnera la triste baignoire. En effet, la médication externe seule n'a de forte prise que sur les affections de pure cause externe; tout le monde en convient aujourd'hui. Je fais une exception, bien entendu, pour les douches. Or, ces affections sont de beaucoup les plus rares. Pour celles venant d'une désorganisation interne, personne, connaissant le peu d'absorption médicamenteuse par la peau mouillée, ne songera un seul instant à recourir aux bains que comme moyen adjuvant. Mais la connaissance réellement approfondie de cette question est essentiellement liée aux plus récentes investigations chimiques et physiologiques. Que Guérin en ait eu comme une prévision, il n'y paraît guère : car l'usage externe est pour lui de la même efficacité que l'usage interne pour Kürschner. Aussi voyez-le monter en croupe derrière son devancier, et souffler à grosses joues dans le même..... saxophone, comme on disait il y a quelques années. Celui-là, ne pensant qu'à l'assimilation *ab ore*, chante que les eaux de Châtenois sont émollientes, apéritives, incisives, etc., etc.; celui-ci, ne considérant plus que la cuve, se met à l'unisson, et entonne à pleins poumons leurs vertus incisives, apéritives, émollientes, etc., etc. Le premier saute à la mer par le pied droit, le second par le pied gauche. O mouton de Panurge!

Je n'ai de propension à me réconcilier avec ce plagiaire au petit pied, que lorsqu'il vient confirmer la puissance de notre source dans les douleurs arthritiques : « *Constat vero experientia has aquas adhibitas doloribus artuum, imprimis scabiei optimè conducere.* » Combien ses contemporains sont plus modestes! Zuckert n'indique que la gale et le rhumatisme, *Krätze und Gichtschmerzen;* Kühn ne va pas plus loin [1]; Billing fait chorus.[2] Ils sont gens trop graves pour rééditer cette kyrielle d'effets contradictoires inventée par Kürschner.

Le rhumatisme, soit! me diront mes lecteurs : nous en serons tous tributaires tôt ou tard. Mais la gale, pouah! Un peu de patience, s'il vous plaît, et avant de vous détourner avec dégoût, voyons ce qu'on pouvait bien entendre par ce vilain mot en ces temps-là.

VIII.

Hippocrate — pour commencer *ab ovo,* ainsi que cela se pratique toujours quand on veut passer pour savant — Hippocrate, dans son livre *De affectionibus* (§ 36), appelle gale, ψωρα (de ψαιρω, gratter), toutes les affections prurigineuses. Celse, qui vivait sous Auguste, n'inventa rien sur ce sujet. Gallien, Aétius, Paul d'Ergine et les Arabes emboitent le pas. Mercurialis, au XVIe siècle, copie Galien, avec cette différence cependant, qu'au lieu de débuter par les pieds dans la description des maladies cutanées, comme ses prédécesseurs et maîtres, il procède de haut en bas, la tête étant la partie la plus noble de l'homme, *omnium dignissima,* et devant primer le reste.

Rien ne me serait plus aisé que de citer ainsi une

[1] Kühn, *Systematische Beschreibung der Gesund-Brunnen und Bäder Deutschlands,* 1789, p. 357 et 358.

[2] Billing, *Geschichte und Beschreibung des Elsasses,* 1782. Introduction, p. XX.

infinité d'auteurs, plus ou moins connus, ou plus ou moins dignes de l'être, mais qui n'avancèrent pas la science d'une semelle. Pour ceux-ci, tout ce qui était pustule était gale; pour ceux-là, tout ce qui était vésicule. Il faut arriver jusqu'au XIXe siècle, aux travaux des Biett, Alibert et Duschesne-Duparc, pour surprendre une classification rationnelle, chassant l'affreux *scabies* dans un enclos à lui, loin des autres dermatoses d'aspect presque semblable, mais de fond plus honnête.

Cette loi d'exil, juste et méritée, eût cependant pu s'édicter depuis fort longtemps. Sur quoi repose-t-elle en effet? Sur l'existence d'un parasite, d'une sorte de taupe en miniature, qui sillonne la peau humaine, sur le monstre Sarcopte, puisqu'il faut l'appeler par son nom. Ce monstre, les anciens l'ont connu, et par anciens j'entends les Grecs et les Romains. Après eux, Avenzohar, en 1179, en reparle explicitement. En 1557, Scaliger enseigne la manière de le harponner avec une aiguille, et décrit complaisamment les mouvements désordonnés qu'il exécute posé sur l'ongle. Altrovande, trente-neuf ans plus jeune, se fait l'Homère de son odyssée sous l'épiderme, dessine les zigzags de sa course vagabonde, et marque les ports où il se repose. En 1634, Mouffet, le malheureux! le confond avec le ciron du fromage. Enfin, en 1682, vous lisez bien 1682, Muller l'habille des pieds à la tête, et le présente à la société avec tous les agréments que nous lui connaissons encore aujourd'hui.

J'en passe, et des meilleurs.

Soins stériles, peines perdues. Tout cela n'a pas mis les pathologistes d'avant notre siècle sur la voie de la vérité. Tous continuent d'étaler à nos yeux, sous le nom générique de *gale*, un salmigondis d'affections les plus hétérogènes : prurigo, lichen, eczéma, ecthyma, herpès plycténoïde, la miliaire même, s'embrassent dans un même élan de fraternité. Confusion déplorable, mais classique alors! N'avons-nous pas lu, quelque part dans Hoffmann, la relation d'une épidémie de gale?

Rendons grâce au ciel d'être nés cent ans plus tard.

Heureusement pour la mémoire de nos pères, que les études modernes ont passé une éponge sur..... leur peau. Que diable! au bout du compte, nos ancêtres n'étaient pas des Portugais.[1]

La vraie psore, séparée de ses compagnons cités plus haut, n'était certes pas plus fréquente jadis que de nos jours. Or, ces compagnons seuls allaient se noyer dans notre puits. Herpès, ecthyma, eczéma, lichen et prurigo se traitent souvent encore ou par les eaux alcalines et salées, ou par les eaux iodées. Quoi d'étonnant alors si nos auteurs ont assisté à de magnifiques succès, et s'ils ont été si unanimes à les divulguer? Quant à la vraie gale, la gale à sarcopte, le soufre seul la guérissait *radicalement et rapidement*, le soufre seul la guérit encore de même. Ne renfermant pas cet élément, nos eaux n'auraient donc pas plus d'action sur elle que la moutarde de Didier sur un squirrhe de l'estomac. Et pour peu que mes lecteurs aient le même respect que moi pour notre fine enveloppe, ils s'écrieront : « Tant mieux! »

Un jour, il y a bien une dizaine d'années, je me promenais gravement au bras d'un noble caïd, sous les oliviers séculaires du jardin public de Blidah. Un Arabe déguenillé, reconnaissant dans mon ami du moment le

[1] Chez les Portugais, dit-on, la gale est aussi commune que la vermine chez les Cosaques.

chef de sa tribu, s'approcha de lui vivement, et la tête inclinée vers le sol, selon la coutume, s'apprêtait à lui baiser respectueusement le coin du burnous. Le caïd fit un saut de côté, et d'une voix de tonnerre : « *Feurtas ben feurtas*, cria-t-il, *rho fissa!* — Arrière bien vite, galeux, fils de galeux ! » Et d'un geste d'empereur romain, il lui indiqua l'Oued-Kébir qui coulait devant nous.

Imitons le grand chef. Ne tolérons pas que cette race malpropre vienne souiller du moindre attouchement, d'un regard même, la robe immaculée de la nymphe de notre source. Etendons majestueusement la main, et indiquons-leur Enghien, Schinznach, ou mieux encore.... la pommade d'Helmerich. Et que Mahomet les protège!

Vous qui laissez errer vos yeux de gazelle sur le papier que je noircis, belle dame à la peau satinée et blanche comme le lait de la chèvre Amalthée, que diriez-vous si nous vous exposions à coudoyer chez nous des.... Oh! non, jamais! *Rho fissa, feurtas ben feurtas!*

Amen! me gronde à l'oreille un lecteur grincheux qui n'a pu se retenir de bâiller trois fois au moins durant ce chapitre. Amen! répondrai-je à mon tour, car ce n'est déjà pas si agréable de se grimer en érudit. Lorsque je respirais l'odeur écœurante de mes vieux lexiques, étais-je donc sur un lit de roses? Mais ne récriminons pas, homme jaune et bilieux — ainsi tu es sans doute —; pardonne plutôt, et je te promets d'être plus expéditif, oui, sur mon âme! beaucoup plus expéditif dans les exécutions capitales qui me demeureront à faire dans le cours de ce travail.

IX.

M. Jules François, dans un livre remarquable modestement intitulé : *Notes pour servir à l'histoire des travaux d'amélioration des eaux minérales françaises,* assigne à tous ces travaux cinq grandes époques, dans lesquelles les mêmes efforts sont tentés en même temps presque dans toutes les stations balnéaires à la fois. Ainsi dans la quatrième période, qui va de 1800 à 1838, « la recherche, le captage et l'aménagement des sources ne reçurent que de rares applications; les besoins n'avaient pas encore atteint les limites des ressources thermales dont on disposait alors. D'un autre côté, les études de nos chimistes n'avaient pas encore porté, comme elles l'ont fait depuis, avec tant de talent sur la nature et sur la conservation des eaux minérales. » [1]

Ici je pourrais me rengorger comme un paon, et m'écrier : Voyez! Châtenois, malgré son importance secondaire, suit le courant des bains de rang supérieur, et, lorsqu'ils s'arrêtent, s'arrête avec eux. De même qu'eux, il remettra le curage de son puits et le captage de nouvelles veines au commencement de la cinquième époque, c'est-à-dire en 1842; de même que pour eux aussi ne naîtront qu'alors des recherches chimiques vraiment sérieuses et dignes de fixer l'attention. Avec quel plaisir j'enfourcherais Pégase, pour narrer en paroles de feu ce mystérieux enchaînement des faits, ces lois générales qui régissent toute chose ici-bas! Malheureusement le plus beau langage ne tromperait pas les esprits

[1] Jules François, ingénieur des mines, *op. cit.* cap. I.

positifs. Vite, d'un mot, ils me ramèneraient à terre, tout prosaïquement, me priant de retourner simplement les feuilles du sol, et de voir si la stérilité momentanée de notre source ne tenait pas à autre chose qu'à ces lois transcendantes citées plus haut. Inclinons-nous, et confessons aussitôt que ce serait mettre le doigt sur la plaie. Châtenois, à l'instar de bien d'autres établissements, s'est endormi, un beau jour, faute de sang dans les veines, c'est-à-dire d'or dans le gousset. Il faut convenir que les années de la République et du premier Empire n'étaient guère faites pour enrichir les villes d'eaux. C'eût été un spectacle fort surprenant de voir qu'en Alsace, par exemple, quelqu'un eût osé fréquenter une station d'eaux sous le règne sans-culotte du citoyen Schneider. « Vous avez la goutte? Maladie d'aristocrate. Vous prenez des bains? Pur sybaritisme. Allons, un petit tour dans ma charrette rouge, et vous serez guéri de tout cela. » Ce moine grêlé avait des façons de plaisanter qui vous donnaient froid dans le dos. Et puis, sous le sabre du César corse, qui donc eût eu le cœur de songer à ses propres maux, sachant ses fils ou ses frères traînés cyniquement sur tous les champs de bataille de l'Europe, et désespérant d'assister à leur retour?

Pour nous convaincre de l'influence désastreuse de ces quelques vingt-cinq ans sur nos bains, rien n'est plus éloquent que le relevé des changements de propriétaires dans ce court laps de temps. Ainsi de 1789 à 1790 il y a un sieur Chapelle, successeur de Dupuis; de 1790 à 1806, Origass Martin; de 1806 à 1825 enfin Aloïse Rousseau, chirurgien. Il est superflu d'ajouter qu'aucun de ces entrepreneurs ne fit fortune.

Cependant si les baigneurs chômèrent, il n'en fut pas

tout à fait de même des écrivains. Reprenons l'analyse de leurs œuvres.

Graffenauer, en 1806, commence la série. Tout ce qu'il raconte des propriétés physico-chimiques de l'eau est textuellement copié dans Kürschner. Quant à ses vertus thérapeutiques, il y a progrès, en ce sens, qu'il y a moins d'exagération. « Son usage, dit-il, se borne uniquement aux bains, qu'on prend tièdes, et qu'on a recommandés contre les douleurs des membres, la gale, et autres maladies cutanées.[1]

Constatons que, en 1806, l'eau de Châtenois ne se buvait plus du tout, et passons.

Aufschlager, en 1825, se dandine sur la voie battue. Pas un aperçu nouveau, pas un mot qui n'ait déjà été dit et redit. Je ne trouve dans son livre qu'une ligne bonne à copier : « *Man gebraucht es nur zum baden.* » L'usage interne de l'eau reste donc proscrit jusqu'en 1825. Cela relevé, passons encore.

Voici maintenant Fodéré. Depuis Kürschner, c'est assurément le seul auteur original.

« Vienne un médecin de quelque renom, dit Dorlan, qui veuille courtiser la nymphe délaissée du Hahnenberg, et bientôt elle aura sa cour d'adorateurs, comme ses heureuses rivales. Le docteur Fodéré lui a bien adressé quelques hommages; mais ses affections étaient déjà glacées par l'âge, et ne se sont manifestées que dans un écrit peu connu du public. »[2] Un médecin de renom, certes, nous l'avons dans Fodéré, l'une des étoiles les plus brillantes de la Faculté de Strasbourg, l'illustre créateur

[1] GRAFFENAUER, *Essais d'une minéralogie économico-technique des départements du Haut- et Bas-Rhin*, p. 346.

[2] DORLAN, *Notices historiques sur l'Alsace*, IIe partie, p. 15.

de la médecine légale française. Quant à la nature de ses affections pour Châtenois, l'âge les avait si peu glacées, que l'on dirait, à chaque page de leur relation, assister aux surprises les plus enthousiastes d'un amoureux de vingt ans. Je ne suis d'accord avec Dorlan que sur la valeur de l'écrit dans lequel Fodéré a publié son travail : le *Journal complémentaire du dictionnaire des sciences médicales!* Vrai, si je n'avais pas eu besoin de le feuilleter aujourd'hui, je ne le connaîtrais pas moi-même, tout médecin que je suis. Qu'en sera-t-il donc des profanes? Il est pour moi hors de doute que, reproduits dans une feuille plus répandue, et surtout moins indigeste, les articles de Fodéré eussent été pour le propriétaire de notre source comme une autre trompette de Jéricho, renversant les murailles de l'indifférence et de l'abandon. Et pourtant ce n'est pas que l'analyse de Fodéré soit bien scientifique. Il découvre du muriate de chaux, du carbonate de chaux, du sulfate de soude, de l'oxyde de fer et du soufre, le tout dans des proportions pyramidales. Or, dans cette nomenclature, nous voyons des éléments qu'un meilleur chimiste n'eût pas mentionnés, et pour cause. Mais n'oublions pas que Fodéré était professeur de médecine légale, et non pas de chimie.

Autre chose est quand, aidé par M. Hœffel, préparateur en chef dans la pharmacie Hecht, il décompose les cristallisations râclées sur les murs des chambres de bains. Ici plus rien que du sulfate et du carbonate de chaux, du sulfate et du muriate de soude, et du muriate de chaux. De soufre, plus de trace. Pour ce qui est du fer, n'étant pas volatil, ce corps ne pouvait pas se recueillir sur les parois d'un cabinet de bains.

Avec quelle ardeur, avec quelle volupté l'auteur énumère toutes les richesses de notre eau! Mais aussi comme on sent la larme lui monter, quand il est obligé de reconnaître qu'elle est peu connue, et qu'elle mériterait d'être mieux soignée et plus suivie! [1]

Un détail à noter : Fodéré ne parle plus de gale, mais simplement de maladies cutanées. Il semble même se rire du sieur Mettemberg qui faisait entrer l'eau de Châtenois dans la composition de sa liquuer antipsorique.

Nous qui savons aujourd'hui ce que cet aimable charlatan de Sainte-Croix-aux-Mines, qui, dans ses prospectus, se décorait lui-même, *largâ manu,* d'une triple rangée de titres académiques dont la plupart ne doivent exister que dans la lune, nous qui savons, dis-je, ce qu'il mettait comme fond dans cet arcane assassin, il ne nous est plus permis d'en rire.

Sublimé corrosif, 4 grammes;

Acide hydrochlorique alc., 30 grammes;

Eau de Châtenois, 1000 grammes;

M. us. ext.

Voilà la formule. S'il prend envie à mes lecteurs d'éprouver l'effet de ce remède volcanique sur leur épiderme, je les engage à ne pas trop prolonger l'expérience, sous peine de faire peau neuve' comme les serpents à la mue, mais avec infiniment plus de sensations. Oui, les cures opérées par ce spécifique devaient être solides, puisqu'avec le mal, il enlevait encore le siége de celui-ci. Disons de suite, pour notre décharge, que l'eau de notre source n'y était pour rien du tout.

[1] FODÉRÉ, *Journal complémentaire du dictionnaire des sciences médicales,* T. XXX, folio 314. MDCCCXXVIII.

Lorsqu'un professeur édite un ouvrage, il est rare que dans les deux ou trois années qui suivent, un de ses élèves n'y cherche pas des matériaux pour un travail en son nom propre, travail qu'il dédiera à son maître, ou du moins soumettra à son approbation. C'est là une manière ingénieuse d'attirer à soi un peu de la gloire d'autrui, et en même temps de flatter agréablement l'astre dont on s'est fait le satellite.

Fodéré avait écrit en 1828; Kirschleger présenta, le 3 février 1829, son *Essai sur les eaux minérales des Vosges,* devant la Faculté de médecine de Strasbourg. Nécessairement Fodéré figurait parmi les examinateurs.

Notre jeune auteur partage les eaux en général en : 1° thermales chaudes, 2° thermales tièdes, et 3° froides. Dans les eaux thermales tièdes, il y a les espèces non sulfureuses et les espèces sulfureuses. Châtenois fait partie de ces dernières.

Avouons tout d'abord que les mots de *thermales tièdes* et *thermales chaudes* ne sont pas heureux. Sans vouloir attaquer la classification même, ce qui nous entraînerait trop loin, et ne serait d'aucun appoint pour notre sujet, pourquoi ne pas substituer à cette association de termes hybrides les simples dénominations de *thermales* et *semi-thermales?* Je me tairai sur les espèces sulfureuses, nos lecteurs étant éclairés là-dessus.

Kirschleger ne consacre que vingt-trois lignes à notre eau. Il est vrai que pour ce qu'il en dit de neuf, une demi-ligne suffirait amplement. Dans Kürschner il prend jusqu'au bitume; dans Fodéré, jusqu'au soufre. On ne peut pas être plus galant. Que nous sommes encore loin du Kirschleger qui, douze ans plus tard, rend compte, dans la *Gazette médicale de Strasbourg,* d'un ouvrage du Dr Heifelder sur les eaux minérales du duché de Bade, de l'Alsace et des Vosges! Comme il épluche le pauvre Allemand! Comme il lui relève, lestement et d'une main sûre, les moindres erreurs, les moindres oublis! Laissons-lui la parole un instant :

« M. Niklès, pharmacien à Benfeld, vient de me remettre une petite note sur la composition chimique des eaux de Châtenois. M. Heifelder ne connaissait que l'analyse très défectueuse de feu le professeur Fodéré. Ce savant avait cru y reconnaître une grande quantité de sulfite hydrique libre ou combiné, une notable proportion de carbonate de fer. Eh bien! il n'y a pas de traces de sulfite hydrique, et le fer ne s'y trouve qu'en proportion très faible. Nous nous empressons de publier cette notice de M. Niklès, puisque les renseignements que l'on avait jusqu'à ce jour sur les eaux de Châtenois, étaient complètement erronés.

« *Analyse qualitative des eaux minérales de Châtenois*. — Acides sulfurique, chlorhydrique, carbonique (à l'état de combinaison, non de gaz), chaux, magnésie, soude, fer, 1,000 grammes ont laissé après l'évaporation un résidu de 4gr,875. Les sels dominants sont les sels sodiques; le fer s'y trouve en proportion tellement faible, que l'eau ne réagit pas sur les cyanures ferroso- et ferrico-potassiques. La teinture de noix de galle produit, après un contact de quelques heures, un précipité noirâtre.

« La méthode de Dupasquier, qui dénote les moindres traces de sulfite hydrique, a prouvé qu'il n'y en avait pas un atome. »[1]

Eh bien! que dites-vous de cette volte-face? En 1829, Fodéré examinateur, notre eau renferme de l'acide sulf-

[1] *Gazette médicale de Strasbourg*, 1841, p. 261.

hydrique et beaucoup de fer; en 1841, Fodéré mort, nous ne trouvons plus rien du premier de ces corps, et presque plus rien du second. En 1829, le soufre paraît être un de ses principaux agents; en 1841, ce sont les sels sodiques. Que faut-il en conclure? Parbleu! me direz-vous, c'est bien simple. En l'an de grâce 1841, Fodéré était feu le professeur, et Kirschleger n'était plus élève; donc... Ceci est tout bonnement une insinuation malveillante, que je repousserai de toutes les forces de mon cœur et de ma raison. Si l'analyse de Fodéré a été acceptée par Kirschleger en 1829, c'est qu'alors ce dernier n'était pas encore le savant que nous avons connu, nous autres. Déjà douze ans après, son nom faisait autorité dans les sciences hydrologiques: l'expérience et le savoir acquis lui imposaient de jeter au feu ce qu'autrefois il avait adoré.

X.

Avec la thèse de Kirschleger et l'ouvrage de Heyfelder se trouve clos le cycle des tâtonnements et des affirmations fantaisistes.

Les bains avaient encore passé en d'autres mains. Mais tels ses devanciers, tel M. Binninger, le nouvel acquéreur. Oubliant que pour récolter un peu, il fallait semer beaucoup, celui-ci se contenta de curer le puits et d'en consolider, par une maçonnerie en pierre de taille, les parois prêtes à s'écrouler. Le bassin, dans lequel on parvint à réunir quatre fortes sources de température différente, et quelques veines de moindre importance, prit une forme circulaire, d'un diamètre de 10 pieds, et d'une profondeur de 25.

Quant à l'établissement même, rien n'y fut changé, et, en 1842 encore, Mistler put constater qu'il était dans un état pitoyable. « Le confort, dit-il, y est inconnu. Les grandes distractions, comme le bal, le jeu et les concerts, ainsi que la bonne table, qui sont tant recherchées par les baigneurs du haut parage, ne doivent pas entrer en ligne de compte chez les malades qui y recouvrent leur santé. »[1]

Certes, pour qu'on parlât encore de Châtenois, ses cures devaient être bien extraordinaires. Pour que, en dépit de cette coupable et inconcevable apathie des propriétaires, médecins et chimistes continuassent à étudier notre eau et à la recommander au public, la confiance de ceux-ci dans ses vertus devait être inébranlable. Il en était ainsi, car nous voyons deux jeunes savants, Diny et Mercklin, pharmaciens à Schlestadt, en entreprendre une nouvelle analyse.

Affirmons, de prime abord, que leur œuvre ne ressemble en rien aux élucubrations des temps passés. Après le chaos d'opérations et de manipulations incohérentes que nous avons critiquées chez nos premiers écrivains, et dont la description donnerait des nausées, l'on éprouve comme un soulagement de parcourir les lignes précises et claires, dans lesquelles nos habiles chimistes exposent leur méthode. Décidément, nous sommes entrés dans la terre promise de la vraie science moderne.

Voici les conclusions de ce travail important :

Caractères physiques de l'eau.

Couleur, nulle ;

[1] Mistler, *Gazette médicale de Strasbourg*, **1842**, **p. 243.**

Limpidité, parfaite.

N.-B. — Ces deux caractères ne sont vrais que pour l'eau récemment puisée ; exposée à l'air, elle se trouble, en laissant déposer des flocons blancs mêlés de flocons jaunâtres.

Odeur, hépatique faible, quelquefois presque nulle ;
Saveur, salée ;
Température, 18° Réaumur ;
Densité, indéterminée.

ELÉMENTS CONSTITUTIFS DE L'EAU.

Matières fixes :

Sulfate sodique	1,316
Chlorure sodique	2,379
Sulfate calcique	0,531
Carbonate calcique	0,271
Carbonate magnésique	0,045
Carbonate ferreux	0,007
Silice	0,010
	4,559

Substances volatiles :

Acide carbonique	0,175

Acide sulfhydrique, quantité inderminée.

Un kilogramme d'eau évaporée à siccité, avec la précaution de ne pas détruire la matière organique, fournit un résidu de 4,85 grammes. Cette matière organique peut être représentée approximativement par la différence du nombre 4,559, qui est la somme des substances fixes, et 4,85, poids du résidu : soit 0,291.

Voilà donc une bonne fois, scientifiquement établie, une eau saline ferrugineuse. Sans doute, cela ne suffit pas à notre ambition; mais le premier jalon est posé, et le branle donné. Aux médecins maintenant à voir si la clinique confirmera les données chimiques; aux hommes de laboratoire à chercher si rien n'a échappé aux investigations de leurs confrères.

Le docteur Mistler réunit ses observations et fixe les cas dans lesquels les eaux de Châtenois offrent des ressources précieuses : « Faiblesse de constitution, convalescences pénibles, suite de maladies longues et dont l'organisme entier a été affecté, comme, par exemple, après des fièvres muqueuses, typhoïdes, des hémorrhagies utérines, etc.; la chlorose et les phénomènes qui en dépendent, les flueurs blanches, les pertes séminales involontaires, les engorgements chroniques des organes du bas-ventre, notamment ceux du foie, de la rate et du col de la matrice, l'atonie du système nerveux par suite d'affections morales tristes; enfin, et surtout, les altérations pathologiques qui ont leur siége dans le système blanc ou lymphatique, comme, par exemple, les affections rhumatismales et scrofuleuses, la carie des os, les engorgements strumeux des glandes, les ulcères dartreux de la peau, les tumeurs blanches, etc. » [1]

In ferro est aliquid divinum, a dit quelque part Bœrhave. Mistler, à son tour, est tenté de s'écrier de même. Cependant la décomposition des différents groupes de maladies qui ont été guéries ou amendées par les eaux de Châtenois, l'amène à douter que le fer et les substances salines, constatés jusqu'ici, aient pu seuls conduire à des résultats si variés. « A en juger, écrit-il, d'après leur efficacité dans le traitement des affections

[1] MISTLER, *Notice médicale sur les eaux minérales de Châtenois*, 1844, p. 9 et 10.

scrofuleuses, je serais porté à croire qu'elles contiennent une quantité notable d'iode et de brôme, et, dans ce cas-là, elles auraient beaucoup de rapport avec les célèbres eaux de Kreutznach. »

Cette phrase, jetée dans la *Gazette médicale de Strasbourg*, ne devait pas passer inaperçue. Un an après la publication de l'analyse de Diny, le professeur Persoz confirma pleinement l'opinion de Mistler. Les éléments donnés par le pharmacien de Schlestadt restèrent les mêmes ; mais il s'y joignit de nouvelles richesses : des iodures et des brômures, dans des proportions sensibles. Ainsi se trouvèrent expliquées la plupart des cures observées par les médecins qui, jusque-là, n'y avaient rien compris.

Pendant que les savants remplissaient le monde médical du bruit de leurs découvertes, un fait d'une certaine importance s'était passé à Châtenois : la famille Buckel avait acheté un pré, sis derrière l'établissement Binninger, et par des fouilles, s'était assurée que l'ancienne source n'était pas unique.

Une nouvelle exploitation allait s'implanter tout près de l'autre ; la concurrence, ce vigoureux coup de fouet des entreprises de notre siècle, allait secouer l'antique torpeur du vieux propriétaire. Il ne fallait plus qu'une autorisation ministérielle pour obtenir l'existence légale.

L'arrêté d'autorisation intervint sur l'avis favorable exprimé par l'Académie de médecine, le 30 octobre 1844, et au vu d'un procès-verbal d'analyse, sorti de la plume consciencieuse de M. O. Henry, membre et chef des travaux chimiques de l'illustre corps.

Une analyse préalable avait été requise par le ministère. Il ne sera pas indifférent au lecteur de connaître, par comparaison, la composition des deux sources, d'après ce document officiel.

Source Binninger.

Acide carbonique libre..	Traces indéterminées
Acide hydro-sulfurique .	Traces sensibles

	grammes
Chlorure de sodium	3,200
» de magnésium	0,070
» de potassium	0,010
Sulfate de soude anhydre	0,086
» de magnésie, id	0,050
» de chaux id	0,020
Silicate de soude .... / Bicarbonate de soude	0,050
» de chaux	0,410
» de magnésie	0,270
» de fer et de manganèse	0,020
Brômure / Iodure.. alcalins. Traces fort sensibles	
Matière organique unie à un peu de fer / Silice et alumine (silicate)	0,020
	4,214

Source Buckel.

Acide carbonique libre..	Traces indéterminées
Acide hydro-sulfurique .	Traces moindres que dans la première.

	grammes
Chlorure de sodium	3,263
» de magnésium	0,066
» de potassium	0,010
A reporter	3,339

Report.....	3,339
Sulfate de soude anhydre...............	0,088
» de magnésie, id..................	0,070
» de chaux id..................	0,024
Silicate de soude .... } Bicarbonate de soude }	0,050
» de chaux..................	0,320
» de magnésie...............	0,198
» de fer et de manganèse.....	0,021
Brômure } Iodure.. } alcalins. Traces fort sensibles	
•Matière organique unie à un peu de fer } Silice et alumine (silicate)............. }	0,021
	4,131

Les chiffres diffèrent de ceux de Diny, mais, comme nous l'avons déjà dit, moins l'iode, le brôme, le manganèse et l'alumine, les éléments ne diffèrent point. Ceux-ci resteront acquis, en compagnie des autres, trouvés par Persoz et O. Henry. Leur nombre n'est pas encore au grand complet; des travaux ultérieurs y ajouteront plusieurs nouveaux corps, tels que le fluor et l'arsenic, mais n'enlèveront plus rien des anciens. Somme toute, nous avons dès maintenant le droit de nous mettre sur la même ligne que Kreutznach, et ce n'est pas peu dire. Plus tard, je prouverai facilement que nous le dépassons même d'une bonne longueur de tête. Qu'on vienne encore, après cela, nous vanter la supériorité des sources de la Nahe!

Si jusqu'ici Kreutznach a enlevé des hôtes à Châtenois, à qui la faute? Certes point à la nature des eaux; mais au défaut de confortable des établissements. Sans doute, ainsi que nous l'avons vu, la concurrence est venue rendre un peu de vie à nos bains. Les deux hôtes se regardent d'un œil d'envie ; c'est à qui éclipsera l'autre. Mais qu'il y a loin de leurs constructions hâtives, incommodes, en plein soleil, aux riches hôtels des villes d'eaux de l'Allemagne, et à leurs parcs enchanteurs ! Ici le luxe des appartements, la table exquise, la musique, les bals, les promenades ombreuses, les bois touffus; là des chambrettes où l'on grille comme sous les plombs de Venise, une pension d'un bourgeois désespérant, les cris discordants des gamins ébouriffés qui poursuivent le baigneur en tendant la main ; pas un sentier couvert d'un pouce de feuillage, pas une fleur à se mettre à la boutonnière ou dans les cheveux ! Aussi comme ce petit regain de popularité, gagné par les écrits des médecins, et par un semblant d'amélioration dans l'habitus des locaux, s'en va vite à vau l'eau ! Quelques années suffiront pour rendre à ce pauvre Châtenois sa solitude d'autrefois. La toile d'araignée s'étendra, s'étendra à vue d'œil. Malheur aux rares moucherons qui s'y laisseront prendre : l'ennui leur sucera jusqu'à leur dernière goutte de sang.

En vain, Robert, dans sa *Revue d'hydrologie* et dans son *Guide du médecin et du touriste aux bains de la vallée du Rhin*, essaiera-t-il de répandre un grain de poésie sur ce Sahara désert. Le cher docteur voit par le prisme de son cœur. Malheureusement aux yeux plus indifférents la réalité continuera à se montrer dans toute sa nudité. Aussi, un beau jour,

...Le combat finit faute de combattants.

Un coup du sort emporta les deux concurrents. Faut-il s'en plaindre ? Non, mille fois non ! Car, ainsi que nous le constaterons prochainement, la résurrection a sonné pour notre nymphe; mais cette résurrection dont parlent les Ecritures, accompagnée d'une vraie transfiguration.

XI.

Les confrères qui me lisent, ne sont pas sans avoir assisté à des consultations médicales au lit d'un moribond. Toute la Faculté réunie est restée impuissante à conjurer le mal. Le dénouement semble proche. Que faire encore, lorsque jusqu'ici tout a échoué? « Il nous reste peut-être, opine l'un des assistants, un seul remède, puissant, violent même. En l'administrant, qui sait? nous secouerons cet organisme affaissé, qui rebondira comme le cheval harassé sous l'aiguillon de la chambrière. Puis nous verrons. »

Ainsi fait-on. La drogue agit, le malade se ranime, ses yeux se dévoilent; mais, hélas! ce n'est que la dernière lueur de la lampe qui s'éteint. La nature, c'est-à-dire la mort, a repris vite ses droits.

Châtenois eut ces conseils et ce traitement *in extremis*. Les soins de Diny et d'Ossian Henry étaient demeurés sans résultat. Chevalier, professeur-adjoint à l'Ecole de pharmacie de Strasbourg, et Schæuffelé, pharmacien à Thann, vinrent à la rescousse, en découvrant dans notre puits l'arsenic, quoique en quantité minime [1]; Nicklès, professeur à la Faculté des sciences de Nancy, en y trouvant le fluor en proportion tellement notable, qu'un seul litre d'eau suffisait pour obtenir la réaction caractéristique, ce qui mettait Châtenois, sous ce rapport,

[1] Chevalier et Schæuffelé : *Note publiée dans l'Institut, N° 744*, p. 101.

immédiatement après Contrexéville, et beaucoup avant toutes les autres sources de l'Europe.[1] Peines perdues. Le malade eut deux ou trois éclairs, et ce fut tout. Le mal qui le minait, n'était pas de ceux que pouvaient guérir les hommes de science. On pourrait l'appeler l'*anémie métallique*. Pour le sauver, la transfusion du sang, je veux dire de l'or, eût été nécessaire. Le Conseil d'hygiène essaya d'appliquer ce coup de chambrière.

En l'an 1858, le préfet du Bas-Rhin demande au Conseil son avis sur le degré d'utilité des eaux minérales de Châtenois, et sur les mesures à prendre pour conserver et développer cet établissement. M. le professeur Tourdes présente à ses collègues le rapport suivant :

« Messieurs,

« Nous avons déjà été saisis, au mois de janvier dernier, de la question des bains de Châtenois. Un rapport de M. le docteur Mistler signalait l'état de décadence et la ruine prochaine de cet établissement. Vous avez alors émis le vœu que l'on conservât à l'Alsace une source minérale qui pût rendre d'utiles services, et vous avez attiré l'attention de l'administration sur la mesure proposée par M. Mistler : Soutenir l'établissement au moyen d'une subvention accordée par le département, et qui permettrait de diriger sur Châtenois des malades appartenant à la population indigente.

« M. le préfet, en nous demandant notre avis sur l'efficacité des eaux de Châtenois, et sur les moyens de sauver et de consolider cet établissement, nous transmet aujourd'hui des documents nouveaux :

[1] J. Nicklès : *Recherches sur la diffusion du fluor*, Nancy 1858, p. 46, 50, 51 et 56.

« 1° Un rapport de M. Mistler, médecin inspecteur de ces eaux, adressé à l'Académie de médecine, en date du 1er janvier 1857; ce rapport expose avec détails les causes de la décadence de l'établissement;

« 2° Une pétition du sieur Buckel, propriétaire du bain, adressée à S. M. l'empereur; M. Buckel demande que l'Etat fasse l'acquisition de ses bains, ou que le gouvernement lui accorde un secours (3 avril 1857);

« 3° Une lettre de M. le ministre de l'agriculture et du commerce, demandant des renseignements sur la situation et les besoins des thermes de Châtenois, et sur l'utilité qu'il y aurait, dans l'intérêt des malades indigents, à encourager l'établissement du sieur Buckel par une allocation qui, en tout cas, ne pourrait être que d'une faible importance. Le ministre de l'agriculture et du commerce ne peut accepter la proposition de vendre à l'Etat les sources de Châtenois. En ce qui concerne l'intérêt des militaires malades, c'est au ministère de la guerre qu'il y aurait lieu de s'adresser (15 mars 1857);

« 4° Un rapport de M. le sous-préfet de Schlestadt sur l'état des sources de Châtenois et sur les moyens de combattre l'état de décadence de cet établissement (7 mai 1857). Il résulte de ce rapport que, par suite d'un arrangement survenu entre le sieur Buckel et ses créanciers, le danger d'une expropriation est écarté pour le moment; que des dépenses d'acquisition et d'amélioration intérieure sont nécessaires pour consolider l'établissement de Châtenois; que la direction actuelle n'est pas en position de les faire; que le moyen le plus efficace serait de constituer une Société par actions, qui se chargerait de l'exploitation des eaux. Un établissement bien tenu à Châtenois serait dans de bonnes conditions pour réussir.

Il y existe un fonds de clientèle qui ne tarderait pas à s'augmenter.

« Le Conseil n'hésitera pas à considérer comme utile pour l'Alsace la conservation des bains de Châtenois. Cette source appartient à la classe des eaux minérales *salines, iodo-brômurées*, et sensiblement *ferrugineuses.* Châtenois est heureusement situé à l'entrée de la vallée de Sainte-Marie, une des plus remarquables des Vosges; on y respire un air pur et vif, qui favorise puissamment la guérison des maladies auxquelles les eaux conviennent.

« L'expérience a depuis longtemps constaté l'efficacité de ces thermes, et les propriétés médicales qu'on leur a toujours attribuées, sont justifiées par la nature même des principes minéralisateurs que les recherches modernes y ont fait découvrir. Les maladies scrofuleuses, sous leurs formes diverses, les affections chroniques de la peau, les syphilis anciennes, les rhumatismes, trouvent à Châtenois des moyens utiles de traitement. La proportion assez élevée de *fer* que les eaux contiennent, leur donne une valeur particulière, et doit entrer en ligne de compte parmi les effets qu'elles produisent.

« La réputation des eaux de Châtenois est depuis longtemps établie en Alsace, et, malgré la décadence de l'établissement, un certain nombre de malades s'y rendent encore chaque année. Ces malades appartiennent en grande partie à la population des campagnes ou à la bourgeoisie peu aisée.

« Il serait vivement à regretter que l'Alsace perdît un établissement d'eau minérale qui peut rendre d'utiles services : cette perte serait surtout fâcheuse pour cette partie de la population à laquelle l'insuffisance de ses ressources ne permet pas de lointains voyages et un séjour dispendieux dans des eaux plus célèbres.[1]

« Pour consolider cet établissement, l'acquisition par l'Etat étant écartée, le moyen le plus efficace nous paraît être l'allocation d'une subvention annuelle. Cette subvention préserverait le propriétaire actuel d'une ruine imminente; elle permettrait de réaliser quelques améliorations reconnues indispensables, et, donnant plus de valeur aux thermes, elle faciliterait peut-être leur passage en d'autres mains. Une direction pourvue de plus de ressources, serait nécessaire pour donner à ces eaux le développement qu'elles comportent.

« Une double subvention pourrait être demandée : l'une au ministre de l'agriculture et du commerce, pour réaliser diverses améliorations, l'autre au Conseil général, pour entretenir à Châtenois un certain nombre de malades indigents.

« En résumé, les eaux de Châtenois sont utiles; il importe de conserver ces thermes à l'Alsace, dans l'intérêt surtout de la population indigente; une subvention annuelle est le moyen le plus efficace de soutenir cet établissement. »[2]

En publiant tout au long ce curieux document, j'ai été poussé par différents mobiles. D'abord, j'ai cru être agréable à mes chers lecteurs, en leur apprenant qu'il y a eu un jour, de par le monde, un Conseil d'hygiène qui a donné signe de vie. Ensuite, je me suis senti entraîné par le plaisir de pouvoir ajouter un nouveau panégy-

[1] Aujourd'hui, pour ne plus porter leur argent hors de l'Alsace, les riches aussi ont leur raison.

[2] *Recueil des travaux du Conseil départemental d'hygiène publique et de salubrité du Bas-Rhin, de 1849 à 1858*, p. 340-342.

rique à ceux déjà connus de nos eaux, panégyrique cette fois-ci tombé des lèvres d'une des sommités de la science, du professeur Tourdes, et approuvé, applaudi par tous ses collègues.

Une chose frappe encore dans cette pièce, c'est le silence gardé sur l'établissement Binninger, passé depuis à M. Victor Petitdemange, frère du propriétaire actuel. Y avait-il là plus de baigneurs? Mon Dieu, non! Au lieu de s'associer à la demande du sieur Buckel, son concurrent s'était-il assoupi dans la désespérance de voir de meilleurs jours, ou drapé dans les plis d'une dignité, d'un stoïcisme exagérés? Nul ne le sait. Toujours est-il que le coup de chambrière frappa complètement à faux pour Châtenois en général. Le gouvernement fit la sourde oreille : il avait bien d'autres subventions à donner, à commencer par les dotations de sa famille prolifique et famélique, pour finir par les bons du Trésor jetés dans le tablier des Marguerite Bellanger. Cahin-caha, l'on arriva jusqu'à la guerre de 1870, et puis, *n i ni*, ce fut fini.

XII.

L'an passé, M. Jean-Baptiste Petitdemange, avec qui nous avons déjà fait connaissance, fit un pèlerinage sur la tombe que nous venons de fermer, et, étendant la main, dit de sa voix créatrice : « Lazare, lève-toi! »

Et voici ce qui surgit tout à coup.

A 200 mètres environ de la gare, par une allée plantée d'arbres fruitiers (*miscuit utile dulci*), qui elle-même débouche sur une vaste pelouse coupée par des ronds-points, des monticules et des bassins, l'on arrive à ce qu'on appelle aujourd'hui l'hôtel des bains de Châtenois. C'est une construction grandiose, longue de 40 mètres, et haute de quatre étages. Un jet d'eau susurre joyeusement devant le perron. Sur la façade d'arrivée, surmontée de l'horloge, toutes les fenêtres sont ornées d'élégants balcons, d'où la vue s'étend, par dessus la voie ferrée, sur les châteaux de Scherwiller et vers la plaine du Rhin.

Entrons, s'il vous plaît. Au dessus d'immenses caves, qui sont de vrais chefs-d'œuvre de maçonnerie en briques, comme les Italiens seuls en savent faire, et que plus d'un baigneur visitera par curiosité, nous voilà parcourant et admirant la grande salle à manger, de 160 mètres carrés de superficie, la salle de café, de 90 mètres, le petit théâtre, de 70. Au café, le billard et divers autres instruments de jeux attendent les hommes, sans préjudice, bien entendu, des consommations de premier choix; au théâtre, nos belles dames rivaliseront avec les rossignols du bosquet, pendant qu'une de leurs charmantes compagnes laissera courir, sur l'ivoire du piano, le marbre blanc et rose de ses doigts de marquise. De là, par le grand escalier en chêne, montons dans les étages, où des corridors spacieux, tout inondés de lumière, nous mènent dans quatre-vingts chambres à coucher et quelques salons particuliers. Les tapisseries sont claires et fraîches, les meubles en bois d'érable, blancs comme un rayon de printemps, riants comme la petite moue d'une jeune fille qui se réveille. Rien de sombre, rien de triste nulle part. Ne sommes-nous pas dans le temple de la santé, où la gaîté qui nous environne doit nous faire oublier jusqu'à l'ombre des indispositions que nous y apportons?

Derrière l'hôtel, et reliée à celui-ci par une galerie voûtée, nous pénétrons dans la Trinkhalle, haute et large, baignée de jour. Là, dans des encadrements ingénieux, pointent des robinets artistement ciselés, qui versent, au passant d'un jour ou de plusieurs semaines, l'onde glacée du Hahnenberg, l'eau gazeuse artificielle, ou, selon les prescriptions, celle de nos différentes sources minérales. Sur les côtés, s'ouvrent cinq salles de moindre grandeur, pouvant servir pour des réunions privées, pour la lecture, pour les récréations dans les journées de mauvais temps. Le gaz, oui, le vrai gaz, et non le pétrole, égaie le tout de ses lumineuses girandoles.

Faisons un pas de plus, et nous entrons dans le domaine du médecin, c'est-à-dire dans des bâtiments balnéaires au plus grand complet.

Au sortir de la Trinkhalle, dans un vaste parallélogramme planté de platanes, de marronniers d'Inde et de buissons fleuris, voici la source de Châtenois. Une voûte solide met l'eau à l'abri des feux du soleil, et les visiteurs, à l'abri d'une immersion accidentelle. Sur l'abîme ainsi nivelé, les fuchsias balancent leurs tiges grêles, chargées de clochettes multicolores. Tout autour de ce jardin improvisé, qui plus tard pourra se couvrir et se transformer en immense salle de respiration, à l'instar d'Enghien, et plus grandement, plus majestueusement que là, tout autour, dis-je, se dressent des colonnettes sveltes et hardies, derrière lesquelles le baigneur se rend à couvert dans les différentes appartenances et dépendances du service médical. En prenant ce circuit par la gauche, nous trouvons d'abord le cabinet de consultation du docteur, donnant sur une petite pharmacie modestement garnie, mais renfermant tout ce qui est requis pour les cas urgents, et sur la cloche à air comprimé et raréfié. Cet appareil, construit d'après les derniers dessins du Dr Lange, d'Ems, est de la sorte, comme cela devrait exister partout, sous la surveillance directe de l'homme de l'art. Le manomètre oscille au-dessus du bureau même, à côté d'un bouton électrique, mettant le médecin en communication instantanée avec le chauffeur qui dirige les pompes. Puis viennent de spacieux vestiaires, partagés en loges, et dans lesquels, au moyen d'un treuil, les malades impotents sont descendus de leur palier respectif, étendus dans des fauteuils spécialement fabriqués *ad hoc*. D'ici, nous passons dans les bains russes, les bains romains et la salle de douches.

Tout le monde connaît les progrès faits par l'hydrothérapie depuis quelques années ; toute l'Alsace, depuis la création de l'établissement modèle du Dr Sieffermann, à Benfeld, commence à en apprécier les effets aussi salutaires que surprenants. Personne ne s'étonnera donc que l'ingénieur de Châtenois ait mis un soin tout particulier dans la construction et l'aménagement de ce service essentiel. Douches froides et chaudes, isolées ou alternantes, en pluie, à colonne, à lames concentriques, en nappe, en cercles, douche lombaire, douche oculaire, tout se détache, dans ce sanctuaire, sur des parois peintes en marbre blanc, cependant que, du haut de la tribune, le médecin manie des mains la douche mobile, et du pied, au moyen de pédales, les divers appareils qui sont devant lui. A hauteur d'œil, un flotteur indique le niveau d'eau des réservoirs, un thermomètre en donne le degré de température. L'un des réservoirs se chauffant à la vapeur, cette disposition, jointe à deux clapets posés à portée de la main, permet de hausser ou baisser à volonté, et très vite, la chaleur du liquide qu'on veut employer.

Dans la salle des douches, deux portes livrent accès des deux bains russes. Je dis deux, car ici, comme pour les bains romains, les locaux sont doubles : chaque sexe a son quartier. Si, de cette façon, le propriétaire s'est imposé un surplus de sacrifices, le moraliste, certes, ne s'en plaindra pas.

Les bains russes, organisés selon la méthode la plus perfectionnée, s'emplissent ou de vapeur d'eau simple, ou de vapeur aromatisée, suivant les prescriptions ; les applications du même agent peuvent même se localiser sur l'une ou l'autre partie du corps, à l'exclusion du reste.

Qui dit bain romain, dit pour le moins *tepidarium*, *sudatorium* et *frigidarium*. C'est ce que nous vous présentons ici.

Par un système de chauffage approprié, le tepidarium passe de 25° à 45° ; le sudatorium de 45° jusqu'à 70°, graduellement, et *ad libitum ;* le frigidarium suit l'ordre inverse, et sur des lits en W, le malade redescend insensiblement tous les degrés de chaleur qu'il vient de monter. A chacune de ces installations correspond une piscine, qu'il est facile de convertir en *Wellenbad*.

Plus loin, nous avons la salle d'inhalation. Là nous vivons sur le terrain des découvertes de *Salles-Girons*. Mais, pour répondre à toutes les indications, et aussi pour effacer les nombreuses imperfections que nous avons remarquées dans les instruments en usage aujourd'hui, nous avons fait construire des appareils d'un nouveau genre, en platine, dont les uns pulvériseront les eaux minérales ou médicamenteuses par l'impulsion de la vapeur, et les autres par celle de l'air comprimé. La sonnerie électrique donnera encore au mécanicien l'ordre d'activer ou de ralentir le jeu des machines. N'oublions pas de mentionner, dans la même pièce, la douche filiforme, dont la force de projection est tellement puissante, que le jet, pour peu qu'on s'en approchât trop, percerait la peau.

Enfin, comme dernière étape dans ce corps de bâtiment, nous visiterons, dans une chambre à part, le bain de siége à eau courante ou dormante, à douches vaginale, périnéale, hémorrhoïdale et ascendante.

La distance que nous venons de parcourir ensemble a 40 mètres de long; obliquons maintenant à droite, et inspectons cette autre construction, large de 30 mètres, qui fait le fond de notre parallélogramme.

D'abord, voici le salon des buveurs de lait, tout enjolivé de boiseries finement découpées. Pendant qu'au centre de la pièce le malade prend son lait tout chaud, que vient de lui passer le pâtre, les vaches, par dessus leurs stalles hautes de 80 centimètres, le regardent de leurs grands yeux ébaubis. A coup sûr, la cure effectuée là ne sera pas la plus désagréable.

Un pas de plus, et nous octroierons un regard à l'antre de Vulcain. Des monstres en fonte ou en tôle qui sifflent et qui soufflent, des pistons qui montent et qui descendent dans un mouvement rhythmique, des étincelles flambantes qui pétillent dans la fournaise, tout cela ne manque pas d'un certain attrait, et, plus d'un enfant, que dis-je? plus d'un papa s'arrêtera devant la vitrine, et admirera les combinaisons brillantes dans lesquelles l'ingénieur a groupé toutes les forces motrices de l'établissement. Au dessus de ce foyer de mécanique s'élance une tour.

N'ayez nulle peur, elle n'est pas crénelée, et ne cache dans ses flancs ni le canon à portée longue et meurtrière, ni même l'antique arquebuse, aussi dangereuse pour l'artificier que pour l'ennemi. Là perche tout simplement le réservoir à eau froide de nos douches. Pour être plus modeste et plus prosaïque, cet emploi ne sera que mieux goûté par nos patients.

Et les bains, me dira-t-on, les bains simples dans cette eau si riche en principes minéralisateurs ? Patience ! nous y touchons. Par un nouveau mouvement à droite, et toujours sous la Colonnade, nous allons entr'ouvrir trente-deux cabinets de bains. Les murs en sont recouverts de stucs de toutes les nuances. Les baignoires, enfouies dans le sol, ne laissent voir que leur rebord marbré. L'eau est chauffée à la vapeur — par barbotage, selon l'expression technique — avec cette amélioration dans le procédé, que l'ingénieur est arrivé à faire disparaître et le double fond de la cuve, et le bruit agaçant qui accompagne les caléfactions de ce genre. Les robinets d'amenée de l'eau et de la vapeur sont renfermés sous clé : un cordon de sonnette maintient le baigneur en communication directe avec le garçon qui, seul, sur ordonnance, a droit de préparer ou de changer le bain. Les sources de Châtenois étant très actives, cette réglementation est devenue de rigueur.

Voilà pour le service balnéaire en général. Les deux bâtiments y affectés, de même dimension, et placés l'un en face de l'autre, sont surmontés d'un étage qui renferme des logements aussi coquets que ceux du grand hôtel, et dont les couloirs conduisent de plain-pied sur deux terrasses dominant le jardin.

Il va sans dire que le classique paratonnerre émerge

de tous les faîtes. Avis aux hôtes pusillanimes que le nom seul de la foudre met en émoi.

Entre cette véritable cité sanitaire, où rien n'a été épargné pour rendre au baigneur le séjour aussi agréable qu'utile, et le versant couvert de vignes du Hahnenberg, le propriétaire a maintenu l'ancien établissement Buckel. Les malades à qui la fortune a moins souri, y trouveront à prix modiques bonne table, bon gîte et le reste.

Bien ! Tout le monde mange, boit, dort, et se baigne à ses heures ; mais, entre ces heures, que peut-on bien faire, lorsque la journée est belle ? Eh ! les plus robustes rouleront les boules du jeu de quille ; les plus adroits de l'œil cribleront la cible de leurs balles infaillibles ; les plus ingambes graviront la colline, et se perdront sous bois. Une allée de vigne taillée en berceau les guidera, à l'ombre, jusqu'à la forêt. Celle-ci, coupée par d'innombrables sentiers à pentes douces, offrira au promeneur les sites les plus enchanteurs. Et de là quel panorama se déroule devant nous ! Posté comme en avancée du Kœnigsbourg, le Hahnenberg domine toute la plaine d'Alsace. L'œil émerveillé n'est arrêté d'un côté que par les cîmes sombres de la Forêt-Noire, et de l'autre, par les pics étincelants des glaciers de la Suisse. C'est en ce lieu qu'on est près de s'écrier : « Ici qu'il ferait bon de planter sa tente ! » Qui sait ! ce vœu sera peut-être un jour exaucé, en partie du moins. Je ne serais pas surpris de voir, dans un ou deux ans, cette pointe couronnée d'un castel moderne, et les côtes de la montagne sillonnées par une voie ferrée. Qu'en diront les baigneurs, lorsqu'après dessert ils entendront soudain : « Les voyageurs pour la salle de conversation, en voiture » ? *Impossible* n'est pas français : espérons que l'avenir nous réserve de constater une fois de plus la vérité de ce dicton.

Faut-il, quand ce ne serait que pour mémoire, donner une ligne à cette bonne chère que le Dr Mistler regrettait tant de ne pas goûter dans l'ancien Châtenois? Inutile: que chacun vienne en faire l'expérience. La tâche du médecin doit se circonscrire dans un cercle défini. Pour y rester, nous allons entreprendre sans retard l'analyse des effets thérapeutiques de nos eaux, et des divers modes de leur dispensation.

XIII.

Tout d'abord, rappelons-nous les éléments essentiels de l'eau de Châtenois.

Nous y avons trouvé : Chlorure de sodium, de magnesium et de potassium; sulfates de soude, de magnésie, de fer et de manganèse; brômures et iodures alcalins, oxyde de fer, fluor, silice, alumine et quelque peu d'arsenic.

Les principes, comme l'on voit, ne manquent pas; mais ceux-ci guérissent-ils par absorption directe, ou seulement par action irritante sur la peau, et subséquemment par action réflexe sur l'organisme en général? Vraiment, après examen de tout ce qui a été publié sur les eaux minérales, la question reste en litige. Parmi les auteurs, les uns, comme Willemin, Westrumb et Bradner-Stuart, font de nos téguments une espèce d'éponge prenant tout et ne rendant rien; les autres, comme Kuhn, inspecteur de Niederbronn, Homolle et Barthélémy, soutiennent que nous sommes tout à fait tannés, et que les sources minérales n'ont de vertu que parce que, administrées en bains, elles modifient les conditions de pression et de température, le rôle des éléments chimiques demeurant secondaire. Est-ce tout? Mon Dieu, non. Quand on patauge à travers les hypothèses, il est gros à parier que l'on n'en sortira pas de sitôt. Scoutetten, voyant que malgré la différence de composition des eaux, tous les programmes lancés par les établissements réclamaient à peu près les mêmes malades, fit table rase de l'absorption et de l'irritation, et posa comme article de foi que l'électricité seule était en jeu. Les docteurs Prœll, de Gastein, Heymann et Krebs, de Wiesbaden, après des expériences multiples et consciencieusement faites, abondèrent dans le même sens. Maintenant à qui croire? Je vous le demande, en vérité.

Spéculation des spéculations, tout n'est que spéculation ici-bas, voilà ce que je suis tenté de répondre. Qu'importe à nos malades que les eaux de Châtenois leur rendent la santé d'une manière ou de l'autre, pourvu qu'elles la leur rendent? Une expérience de cent ans est là pour affirmer sans réplique que les effets dépassent souvent toute prévision; en attendant que la science balnéologique découvre le mot de l'énigme, contentons-nous du fait acquis, qu'il est impossible de nier. Autre chose est lorsque nous en arrivons à l'action des eaux prises à l'intérieur. Là, le sol qui nous porte devient solide, et personne, je suppose, ne m'en voudra si je vais prendre plaisir à y promener un instant le lecteur.

Le chlorure de sodium. — Par l'usage de ce sel, nous remarquons chez l'homme sain une augmentation du même produit dans le sang et dans toutes les sécrétions. Les sécrétions elles-mêmes deviennent plus actives, ce qui s'observe, entre autres, du côté des intestins et des organes génitaux. Ne serait-ce pas à cette dernière particularité que les prêtres égyptiens, ayant fait vœu de chasteté, devaient le commandement qui leur interdisait l'usage du sel et du pain salé ? Le chlorure de sodium est un excitant de tous les mouvements vitaux, et nous sera, par conséquent, d'un grand secours dans tous les cas où des désordres organiques et le défaut de nutrition auront amené une certaine atonie d'une partie ou du tout de notre pauvre machine.[1] Il est employé principalement dans les hémorrhagies, les congestions du foie et de la rate (Hirschel le recommande dans les hypertrophies spléniques provenant de l'intoxication paludéenne), la scrofule, la dyspepsie, l'helminthiasis, certaines conjonctivites, parfois l'albuminurie, les désordres menstruels par pléthore veineuse abdominale, ou par appauvrissement du sang, l'anémie, la leucorrhée chronique avec flux muqueux et tranchées constrictives, diverses dégénérescences cutanées, la tuberculisation au début, la paralysie des membres inférieurs par suite d'excès vénériens, l'inertie musculaire intestinale et la constipation qui en est le complément; en un mot, dans toutes les affections qui ont leur point de départ dans une altération de la chylification et de l'hématose.

Une chose singulière à noter, c'est que toutes les sources minérales qui renferment cet agent précieux, contiennent également bon nombre d'actifs succédanés, tels que l'iode, le brôme, le fer, etc., comme si la Nature avait tenu à ce que, dans telle ou telle sphère de maladies, le médecin n'eût plus rien à désirer.

[1] *Die physiologischen und therapeuthischen Fundamente der praktischen Balneologie und Hydroposie*, par LERSCH, p. 636 et suivantes.

Le chlorure de magnésium, d'après Home et Perray, est utile dans la dyspepsie, et, d'après Odier, dans le scorbut.

Le chlorure de potassium agit principalement sur les reins : c'est un hydragogue de premier ordre. Lorsque les affections qui lui conviennent sont légèrement fébriles, il rend des services plus signalés que le sodium.

Les sulfates de soude et de magnésie. — Tout le monde connaît ces sels pour en avoir usé, et le plus souvent abusé comme purgatifs. Heureusement que nos eaux n'en sont pas très riches : car là où il faut reconstituer, les purgations seraient un contre-sens. Tels quels, ils entretiennent la liberté du ventre, et par là même facilitent les digestions.

Les sels de chaux, presqu'autant que le fer, dit Piderit, sont des moyens de restauration. Tous les médecins les prescrivent contre les caries, le rachitisme, l'ostéomalacie, la tuberculose, la diarrhée chronique. Neurohr croit que les calculs de la vessie sont plus rares dans les pays vignobles à vin blanc, parce que celui-ci est plus chargé de chaux que le vin rouge. Depuis la guerre de 1870, le docteur Stabel, de Kreuznach, a constaté que les eaux iodo-brômurées, pourvu qu'elles fussent en même temps calcaires, donnaient, par leur usage intus et extra, les plus beaux résultats dans les plaies par armes à feu, et dans les vieilles et simpiternelles fistules suppurantes.[1]

Le silicate de soude et la silice. — Quoique ce médicament ait disparu de la plupart des pharmacopées, je soutiens, appuyé sur des noms qui pour moi font autorité, tels que Rapou et Teste, qu'il est à prendre en considération dans le traitement de la scrofule, des

[1] *Das Soolbad Kreuznach*, par le Dr Stabel, 1872.

cachexies de sujets lymphatiques ou épuisés par de longues maladies, de certaines névralgies de la face, de la tête et des oreilles, de l'asthme nerveux essentiel, et de différentes affections cutanées qu'il serait ici trop long d'énumérer. Lobethal a professé depuis longtemps que « de tous les remèdes de la matière médicale, aucun n'était plus apte que la silice à corriger la disposition vicieuse des ulcères les plus malins, à changer une sanie fétide en pus de bonne nature, à prévenir la carie des os sous-jacents. »[1]

Les bicarbonates de soude, de chaux et de magnésie sont journellement prescrits dans les dyspepsies par excès d'acidité des voies gastriques, le diabète, la lithiasis, la goutte et les autres rhumatismes. Peschier s'en est servi non sans succès dans la scrofule ; Günther, Hufeland et Klose contre le goître.

Le fer est entré jusque dans la médecine populaire. Il est peu de préparations qu'on emploie de nos jours plus fréquemment, et, il faut bien le dire, avec autant de débauche et aussi peu de logique. En des mains sûres, expérimentées, nous avons cependant là presqu'un spécifique dans la chlorose avec son cortége d'affections concomitantes, telles que hémorrhagies, flux muqueux, névralgies, etc. Rademacher le prône dans la diarrhée chronique, Kissel dans l'endocardite et le rhumatisme, Cruveilhier dans les engorgements de la rate et du foie, Brandis dans le rachitisme, Guersant dans la scrofulose en général, Prunelle dans la malaria, d'autres dans le scorbut, la goutte, l'atrophie musculaire, le prolapsus utérin ou rectal, les dispositions à l'avortement, l'helminthiasis, que sais-je encore ? Somme toute, le fer semble

[1] Espanet, *op. cit.*, p. 703.

combattre avec avantage les cachexies sans exception, et spécialement celles qui proviennent d'un défaut d'hématose.

Le manganèse, d'après le peu de recherches qui ont été faites sur les effets physiologiques et thérapeutiques de ce corps, a une action identique à celle du fer.

Le brôme et l'iode ne diffèrent guère par leurs vertus curatives : aussi recommande-t-on indifféremment aux malades les sources contenant l'un ou l'autre de ces principes, ou tous les deux à la fois.

Voici rapidement dans quelles affections il est permis d'en attendre quelque chose : Polysarcie, goître, hypertrophie et induration des testicules, de la prostate et de l'ovaire, inflammation chronique de toutes les muqueuses, othorrhée, acné, porrigo, impetigo, pityriasis, etc., congestions asthéniques du foie et de la rate, les diverses manifestations de la scrofule, la phthisie dans la période de ramollissement, la goutte, les accidents secondaires et tertiaires de la syphilis, et, selon Trousseau, la chlorose ; enfin les rhumatismes chroniques, et toutes les hydropisies passives.

Le fluor est à peine sur le seuil de la thérapeutique moderne. Lersch, le plus érudit des balnéologues, avoue ne rien savoir sur l'action de ce métalloïde. Cependant la présence du fluor dans les os et dans les dents, lui fait entrevoir son utilité possible dans quelques altérations de ces substances. Nicklès a extrait du fluor de l'urine et du sang. Le regretté Dr Jenger avait-il fait cette découverte avant le savant professeur de Nancy, lui qui donnait ce médicament dans le rhumatisme et dans certaines maladies de la vessie ? La *Materia medica of American provings* parle de son utilité incontestable dans la diarrhée chronique, la syphilis secondaire de la langue et de la gorge, les fistules lacrymales et dentaires, les varices, et, trouvaille inappréciable pour notre temps peu chevelu! dans l'alopécie.

Enfin *l'arsenic.* — Quoique en minime quantité dans les eaux minérales, il faut compter avec cet élément dans la prosopalgie, l'asthme, la coqueluche, l'entérite chronique, la scrofule, les syphilides, l'eczéma, l'impetigo, le lichen, le pityriasis, et même la couperose du nez.

De l'énumération des principales propriétés de l'eau de Châtenois, il ressort clairement que les affections qui ont le plus de chance de s'y voir amendées, sont les affections chroniques, les cachexies de toutes sortes et principalement les diathèses rhumatismales, herpétiques et scrofuleuses. Tout, jusqu'au moindre atome chimique, semble y concourir : d'où ces répétitions inévitables dans l'étude de chaque élément en particulier.

Maintenant, à ceux qui m'objecteront que l'un ou l'autre corps ne se rencontre dans nos sources qu'en petite proportion, je répondrai en citant le Dr Gigot-Suard, qui a démontré victorieusement dans les *Annales de la Société d'hydrologie médicale de Paris*, que les eaux silicatées sulfureuses de Mahourat données par quart de verre chaque jour, avaient encore assez de force pour déterminer parfois des aggravations manifestes, et que pour arriver à des résultats aussi satisfaisants que rapides, il n'en fallait administrer le plus souvent qu'une cuillerée à bouche par vingt-quatre heures. Eh! qu'en disent les partisans des doses massives?

XIV.

A la longue liste des cures que nous avons indiquées ci-dessus, le lecteur attend que j'ajoute celles que l'on est en droit d'espérer par le moyen des divers accessoires dont il a été question dans un chapitre précédent, tels que douches, bains russes. bains romains, inhalations, et l'air comprimé ou raréfié.

« L'hydrothérapie rationnelle, dit Fleury, se place à la tête de la thérapeutique physiologique; on le comprendra aisément, si l'on songe qu'elle exerce sur les deux grands systèmes qui président à toutes les fonctions de l'économie, sur la circulation capillaire et l'innervation générales, une action directe et énergique, qui n'appartient à aucun autre agent, et au moyen de laquelle elle modifie profondément la calorification, l'absorption, les sécrétions et la nutrition. »[1]

Cette espèce de définition magistrale dit à elle seule tout le bien que les douches sont appelées à produire dans les maladies chroniques et nerveuses. Mais pour cela, il est de toute nécessité que l'hydrothérapie soit *rationnelle*, c'est-à-dire basée sur des données scientifiques, et appliquée par des mains habiles. Lorsqu'un mercenaire profane vous inonde de plus ou moins d'eau froide ou chaude, comme cela se pratique dans tous les établissements allemands et suisses, ne croyez pas que vous faites un pas vers la guérison ; estimez-vous heureux plutôt, si vous ne reculez pas de deux. Nos bonnes grand'mères, qui parfois sont d'un excellent conseil, ont

[1] FLEURY : *Traité thérapeutique et clinique d'hydrothérapie*, p. 327.

inventé ce dicton : « Ne confiez pas de couteaux à vos enfants. » L'hydrothérapie aussi peut devenir une arme terrible entre les doigts inconscients d'un doucheur à gages, tandis qu'entre ceux du médecin, qui se maintient ferme, inébranlable, dans son droit et son devoir, elle coupera jusqu'aux racines des centaines d'infirmités greffées sur l'arbre humain.

Le bain russe est un des plus puissants adjuvants de notre source. Il est conseillé dans le rhumatisme chronique, les exsudats anormaux des séreuses et des muqueuses, les maladies cutanées, la scrofule, et surtout la goutte.[1] Ici encore la surveillance, sinon l'action personnelle du médecin, est indispensable.

Dans *le bain romain* nous introduirons les personnes atteintes de goutte et de rhumatisme, comme ci-dessus, mais auxquelles des prédispositions aux apoplexies cérébrales ou pulmonaires rendent le séjour dans la vapeur impossible.

Les inhalations lutteront contre les maladies des fosses nasales, de la cavité buccale, du pharynx, du larynx, de la trachée, des bronches et des poumons.

Par *l'air comprimé* il est souvent facile d'enrayer la phthisie à sa première période, et de procurer un soulagement durable dans la compression des poumons par suite d'exsudations pleurales, dans les névralgies, l'asthme, l'aphonie, l'hystérie, la chorée. La polysarcie disparaît à la longue.

L'air raréfié trouvera son emploi dans la phthisie à sa deuxième période, dans les hémoptysies, et dans l'emphysème pulmonaire.

Mentionnons aussi les avantages que nous pourrons

[1] Steinbacher's *Naturheilverfahren*, p. 154 et 155.

tirer de l'emploi de la douche oculaire dans les conjonctivites et les kératites, et de la douche filiforme partout où des révulsions locales énergiques sont indiquées, comme, par exemple, dans les hydarthroses et autres épanchements localisés.

Pour finir, un mot encore de la cure des fruits et du lait. La dernière est suivie avec profit dans les affections bronchiques et pulmonaires, celles de l'appareil digestif, du foie, des reins, de la vessie, dans l'hystérie, dans l'hypochondrie, la syphilis, la scrofule, et plus d'une éruption cutanée. Les fruits, à leur tour, tels que fraises, cerises, raisins, etc., enlèvent les concréments dentaires *(solvunt tartarum dentium*, dit Linnée), attaquent la dyspepsie, la gastrite chronique, le pyrosis, les suites de l'alcoolisme, la constipation par atonie intestinale, la dyssenterie, l'hypérémie cérébrale, la pleurite chronique, l'asthme, la phthisie, l'ictère, l'hypertrophie du foie et de la rate, et même, d'après Linné, la goutte.[1]

Vous voyez qu'à Châtenois le champ du médecin est vaste. Puissent tous les malades y récolter selon leurs vœux!

[1] Lersch : *Die Kur mit Milch und Obst.*

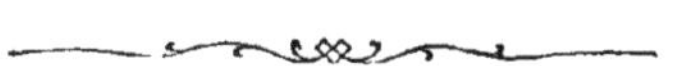

MULHOUSE — IMPRIMERIE VEUVE BADER & Cie

www.ingramcontent.com/pod-product-compliance
Ingram Content Group UK Ltd.
Pitfield, Milton Keynes, MK11 3LW, UK
UKHW020947180726
13838UKWH00003B/1179

9 782329 296968